Demenz

Demenz verstehen, Liebe bewahren

Ein Ratgeber für Angehörige

Nikolaus Bettinger

Impressum

Texte: © Copyright by
Nikolaus Bettinger
Umschlaggestaltung: © Copyright by
Nico DeSantis
ISBN: 9798341040618
Nikolaus Bettinger
Broicher Straße 130
52146 Würselen
contact@andromedamedia.de

Kapitel 1: Einführung in die Demenz

Demenz ist eine der herausforderndsten Erkrankungen, mit der Familien und Betroffene konfrontiert werden. Die Diagnose "Demenz" ist kein einzelnes Krankheitsbild, sondern vielmehr ein Oberbegriff für verschiedene Symptome, die mit dem Verlust von Gedächtnis, Denkvermögen, Orientierung und Sprache einhergehen. Diese Einschränkungen führen oft dazu, dass ein Mensch nicht mehr in der Lage ist, alltägliche Aufgaben zu bewältigen, was das Leben sowohl für die Betroffenen als auch für ihre Angehörigen dramatisch verändert.

Was ist Demenz?

Der Begriff "Demenz" stammt aus dem Lateinischen und bedeutet so viel wie "ohne Verstand". Doch diese Definition wird der Komplexität der Krankheit nicht gerecht. Demenz ist keine normale Alterserscheinung, sondern eine Krankheit, die das Gehirn schädigt und damit geistige Fähigkeiten schrittweise abbaut. Es gibt verschiedene Formen der Demenz, wobei die Alzheimer-Krankheit die bekannteste und häufigste ist. Weitere Demenzarten sind die vaskuläre Demenz, die durch Durchblu- tungsstörungen im

Gehirn verursacht wird, sowie die frontotemporale Demenz und die Lewy-Körper-Demenz.

Häufigkeit und Ursachen

Weltweit sind Millionen von Menschen von Demenz betroffen, und die Zahl steigt stetig. Dies liegt vor allem daran, dass die Menschen immer älter werden und das Risiko, an Demenz zu erkranken, mit dem Alter zunimmt. Dennoch kann Demenz auch jüngere Menschen treffen, was als "früh einsetzende Demenz" bezeichnet wird. In solchen Fällen beginnt die Krankheit oft schon im Alter von 40 oder 50 Jahren.

Die genauen Ursachen von Demenz sind vielfältig und hängen von der jeweiligen Demenzform ab. Bei der Alzheimer-Krankheit, der häufigsten Form der Demenz, lagern sich im Gehirn sogenannte Plaques und Tangles ab, die den Informationsaustausch zwischen den Nervenzellen stören und letztlich zu deren Absterben führen. Bei der vaskulären Demenz hingegen kommt es durch Durchblutungsstörungen zu Schäden im Gehirn, die die kognitive Funktion beeinträchtigen.

Erste Anzeichen der Demenz

Die Symptome von Demenz entwickeln sich schleichend und sind anfangs oft schwer zu erkennen. Viele Menschen verwechseln die frühen Anzeichen mit normalen Alterserscheinungen oder Stress. Zu den ersten Anzeichen gehören:

- **Gedächtnisprobleme:** Ein häufiges Symptom ist das Vergessen von Informationen, die zuvor gut erinnert werden konnten. Dies kann sich darin äußern, dass der Betroffene wichtige Ereignisse oder Gespräche vergisst oder häufig dieselben Fragen stellt.
- **Orientierungslosigkeit:** Menschen mit beginnender Demenz haben oft Schwierigkeiten, sich an vertrauten Orten zurechtzufinden oder den Tag, das Datum oder sogar die Jahreszeit zu benennen.
- **Sprachprobleme:** Betroffene haben Schwierigkeiten, die richtigen Worte zu finden oder Gesprächen zu folgen.
- **Probleme bei alltäglichen Aufgaben:** Tätigkeiten, die zuvor einfach waren, wie das Kochen oder Bezahlen von Rechnungen, können plötzlich schwierig werden.

Es ist wichtig zu verstehen, dass nicht jeder, der diese Symptome zeigt, zwangsläufig an Demenz leidet. Stress, Schlafmangel oder andere gesundheitliche Probleme können ähnliche Symptome hervorrufen. Dennoch ist es ratsam, bei Verdacht auf Demenz frühzeitig ärztliche Hilfe in Anspruch zu nehmen.

Diagnoseverfahren

Die Diagnose einer Demenz erfordert einen umfassenden Ansatz, bei dem Ärzte verschiedene Tests durchführen, um die Ursache der Symptome zu ermitteln. Zunächst wird in der Regel eine gründliche Anamnese erhoben, bei der der Arzt nach den genauen Symptomen, der Krankheitsgeschichte und möglichen familiären Vorbelastungen fragt.

Zusätzlich werden kognitive Tests durchgeführt, bei denen das Gedächtnis, die Konzentration und das logische Denken des Betroffenen überprüft werden. Eine bekannte Methode ist der Mini-Mental-Status-Test (MMST), der häufig in der ersten Diagnosestufe eingesetzt wird. Bei diesem Test werden einfache Aufgaben gestellt, wie das Wiederholen von Wörtern, das Zeichnen von Figuren oder das Nennen des aktuellen Datums.

Neben den kognitiven Tests spielen auch bildgebende Verfahren wie die Computertomografie (CT) oder die Magnetresonanztomografie (MRT) eine wichtige Rolle. Diese Untersuchungen helfen dabei, Veränderungen im Gehirn sichtbar zu machen, die auf eine Demenzerkrankung hindeuten können. In manchen Fällen wird auch eine Untersuchung des Blutes oder der Nervenflüssigkeit (Liquor) durchgeführt, um andere Erkrankungen auszuschließen.

Unterschiedliche Formen der Demenz

Wie bereits erwähnt, gibt es verschiedene Formen der Demenz, die sich in ihrer Ursache und den spezifischen Symptomen unterscheiden. Ein tieferes Verständnis dieser Unterschiede kann für Angehörige wichtig sein, um die Verhaltensweisen des Betroffenen besser zu verstehen und angemessen darauf zu reagieren.

- **Alzheimer-Krankheit:** Bei der Alzheimer-Demenz, der häufigsten Form, kommt es zu einem allmählichen Verlust der kognitiven Fähigkeiten. Die Krankheit beginnt in der Regel mit Gedächtnisproblemen und entwickelt sich über mehrere Jahre weiter. Im fortgeschrittenen Stadium verlieren die Betroffenen oft ihre Fähigkeit, Sprache zu verstehen und zu sprechen, und werden zunehmend auf Pflege angewiesen.

- **Vaskuläre Demenz:** Diese Form der Demenz tritt als Folge von Durchblutungsstörungen im Gehirn auf, beispielsweise nach einem Schlaganfall. Die Symptome können plötzlich auftreten und hängen von der betroffenen Gehirnregion ab. Häufig sind Gedächtnisverlust, Verwirrung und Schwierigkeiten bei der Planung von Aufgaben zu beobachten.

- **Lewy-Körper-Demenz:** Bei dieser Form der Demenz treten neben den typischen Gedächtnisproblemen auch Bewegungsstörungen auf, die denen der Parkinson-Krankheit ähneln. Darüber hinaus leiden die Betroffenen oft an visuellen Halluzinationen und stark schwankenden kognitiven Fähigkeiten.

- **Frontotemporale Demenz:** Diese Form betrifft vor allem jüngere Menschen und ist durch Verhaltensänderungen und Persönlichkeitsveränderungen gekennzeichnet. Die Betroffenen zeigen oft eine verminderte Fähigkeit, sozial angemessen zu reagieren, und verlieren die Kontrolle über Impulse.

Die emotionale Herausforderung der Diagnose

Die Diagnose Demenz stellt für Betroffene und deren Familien einen tiefen Einschnitt dar. Oft sind es die Angehörigen, die als Erste die Veränderungen bemerken, während der Erkrankte selbst die Symptome ignoriert oder nicht wahrnimmt. Der Moment, in dem die Diagnose gestellt wird, ist für viele Familien ein Schock. Es ist der Beginn einer langen, herausfordernden Reise, die viel Geduld, Verständnis und Anpassung erfordert.

Viele Angehörige erleben nach der Diagnose ein Wechselbad der Gefühle – von Verzweiflung über Wut bis hin zu Traurigkeit. Es ist wichtig, sich bewusst zu machen, dass diese Gefühle normal sind und dass der Umgang mit einer Demenzerkrankung Zeit und Unterstützung benötigt. Oft helfen Gespräche mit Fachärzten, Therapeuten oder Selbsthilfegruppen, um die emotionale Last zu bewältigen und einen klaren Weg nach vorne zu finden.

Frühe Planung und Unterstützung

Je früher eine Demenz diagnostiziert wird, desto besser können sich Betroffene und ihre Familien auf die kommenden Herausforderungen einstellen. Eine frühe Diagnose ermöglicht es, rechtzeitig Maßnahmen zu ergreifen, die den Verlauf der

Krankheit verlangsamen können. Dazu gehören medizinische Behandlungen, aber auch psychosoziale Interventionen, die das Wohlbefinden des Betroffenen verbessern.

Es ist auch ratsam, frühzeitig über rechtliche und finanzielle Fragen nachzudenken, wie die Erstellung einer Vorsorgevollmacht oder einer Patientenverfügung. Diese Entscheidungen können helfen, die Zukunft besser zu planen und die Wünsche des Betroffenen zu respektieren.

Schlussfolgerung

Die Diagnose Demenz ist der Beginn eines langen Weges, der von Unsicherheiten und Herausforderungen geprägt ist. Doch mit dem richtigen Wissen, Unterstützung und einem klaren Plan können Familien diesen Weg gemeinsam bewältigen. In den folgenden Kapiteln werden wir uns tiefer mit den praktischen, emotionalen und medizinischen Aspekten des Umgangs mit Demenz befassen, um Angehörigen zu helfen, ihre Rolle als Pflegende bestmöglich zu erfüllen.

Kapitel 2: Verständnis der Krankheit

Demenz ist mehr als nur der Verlust von Gedächtnisfunktionen. Sie beeinflusst die Art und

Weise, wie ein Mensch die Welt wahrnimmt, wie er denkt, fühlt und handelt. Um als Angehöriger bestmöglich auf die Herausforderungen vorbereitet zu sein, ist es entscheidend, die Mechanismen der Krankheit zu verstehen. So kann man den Betroffenen mit mehr Geduld, Einfühlungsvermögen und den passenden Hilfsangeboten begegnen.

Wie Demenz das Gehirn beeinflusst

Das menschliche Gehirn ist ein hochkomple- xes Organ, das aus Milliarden von Nerven- zellen (Neuronen) besteht, die über Synapsen miteinander verbunden sind. Diese Neuronen senden elektrische Impulse und chemische Signale aus, die Gedanken, Gefühle und Handlungen steuern. Bei Demenz kommt es zu einem Abbau dieser Nervenzellen und ihrer Verbindungen, insbesondere in den Bereichen des Gehirns, die für Gedächtnis, Sprache, Urteilsvermögen und Orientierung zuständig sind.

Ein Großteil des Verständnisses über Demenz, insbesondere die Alzheimer-Krankheit, stammt aus Forschungen, die gezeigt haben, dass sich bei Betroffenen im Gehirn abnormale Eiweißablagerungen, sogenannte Plaques und Tangles, bilden. Diese Ablagerungen stören die

Kommunikation zwischen den Nervenzellen und führen schließlich zu deren Absterben. Infolgedessen schrumpfen bestimmte Bereiche des Gehirns, was den Verlust kognitiver Fähigkeiten und die Veränderung des Verhaltens erklärt.

Die verschiedenen Stadien der Demenz

Demenz ist eine fortschreitende Krankheit, die sich über mehrere Jahre hinweg entwickelt. Dabei verläuft sie in verschiedenen Stadien, die sich in Schwere und Art der Symptome unterscheiden. Es ist wichtig, diese Stadien zu kennen, um die Bedürfnisse des Betroffenen zu verstehen und geeignete Maßnahmen ergreifen zu können.

1. **Frühes Stadium:** Im Anfangsstadium der Demenz sind die Symptome oft mild und werden leicht übersehen oder als normale Alterserscheinungen abgetan. Die Betroffenen zeigen in der Regel leichte Gedächtnisprobleme, insbeson- dere bei neuen Informationen. Sie könnten Schwierigkeiten haben, sich an Gespräche oder Namen zu erinnern. In diesem Stadium sind sie oft noch in der Lage, ihren Alltag weitgehend selbstständig zu bewältigen, benötigen jedoch gelegentlich Unterstützung bei komplexeren Aufgaben wie der

Finanzplanung oder der Organisation von Terminen.

2. **Mittleres Stadium:** Im mittleren Stadium der Demenz verschlimmern sich die Symptome und beeinträchtigen das tägliche Leben stärker. Gedächtnisverlust wird offensichtlicher, und Betroffene können sich möglicherweise nicht mehr an vertraute Orte erinnern oder verlieren den Überblick über Zeit und Raum. Ihre Fähigkeit, Gesprächen zu folgen, nimmt ab, und sie könnten anfangen, einfache Wörter zu vergessen oder Sätze zu wiederholen. Auch Verhaltensände- rungen treten häufiger auf: Viele Menschen mit Demenz entwickeln Ängste, werden unruhig oder misstrauisch. In dieser Phase benötigen die Betroffenen deutlich mehr Unterstützung im Alltag, sei es bei der Körperpflege, der Ernährung oder der Medikamenteneinnahme.

3. **Spätes Stadium:** Im späten Stadium der Demenz sind die kognitiven Fähigkeiten stark eingeschränkt. Die Betroffenen erkennen oft nicht einmal mehr nahe Familienmitglieder und haben Schwierigkeiten, ihre eigenen Gedanken oder Bedürfnisse auszudrücken. Auch die körperlichen Funktionen verschlechtern sich:

Viele Demenzkranke verlieren die Fähigkeit, zu gehen, zu essen oder zu sprechen. In dieser Phase sind sie vollständig auf die Hilfe anderer angewiesen, und viele benötigen rund um die Uhr Pflege. Auch gesundheitliche Probleme wie Infektionen oder Stürze sind in diesem Stadium häufig, da der Körper zunehmend anfälliger wird.

Veränderungen im Verhalten und in der Persönlichkeit

Eines der herausforderndsten Merkmale der Demenz sind die Veränderungen in Verhalten und Persönlichkeit, die oft mit der Krankheit einhergehen. Diese Veränderungen können für Angehörige besonders schmerzhaft sein, da sie das Gefühl haben, dass die geliebte Person "nicht mehr sie selbst" ist. Es ist wichtig zu verstehen, dass diese Verhaltensweisen nicht absichtlich oder aus böser Absicht geschehen, sondern eine direkte Folge der Krankheit sind.

Ein häufiges Verhalten ist **Apathie** oder Gleichgültigkeit. Menschen mit Demenz verlieren oft das Interesse an Hobbys, sozialen Aktivitäten oder dem Leben um sie herum. Dies kann für Familienmitglieder besonders frustrierend sein, die versuchen, den Betroffenen zu motivieren oder aufzumuntern. Apathie ist jedoch eine typische Folge des kognitiven Verfalls und sollte nicht als Zeichen von Faulheit oder Desinteresse missverstanden werden.

Ein weiteres häufiges Symptom ist **Unruhe**. Menschen mit Demenz neigen dazu, ziellos umherzuwandern oder immer wieder dieselben Bewegungen zu wiederholen, wie das Öffnen und Schließen von Schränken oder das Sortieren von Gegenständen. Diese Unruhe kann sowohl tagsüber als auch nachts auftreten und ist oft ein Ausdruck von Verwirrung oder dem Bedürfnis nach Bewegung.

Auch **Aggression** ist ein häufiges Symptom, insbesondere im mittleren und späten Stadium der Demenz. Betroffene können plötzlich wütend oder sogar gewalttätig werden, ohne dass ein erkennbarer Auslöser vorliegt. Diese Aggression kann durch Frustration, Angst oder Überforderung ausgelöst werden, da der Betroffene Schwierigkeiten hat, seine Bedürfnisse und Gefühle auszudrücken.

Der Verlust von Fähigkeiten

Mit dem Fortschreiten der Krankheit verlieren Demenzkranke nach und nach die Fähigkeit, alltägliche Aufgaben zu erledigen. Zu Beginn der Krankheit kann dies das Kochen oder die Organisation von Terminen betreffen, doch mit der Zeit erstreckt sich der Verlust auf grundlegende Fähigkeiten wie das Anziehen, die Körperpflege oder das Essen. In fortgeschrittenen Stadien sind viele Betroffene nicht mehr in der Lage, selbstständig zu trinken oder zu kauen, was das Risiko von Mangelernährung oder Dehydration erhöht.

Ein besonders schwieriger Moment für viele Familien ist der Punkt, an dem der Betroffene nicht mehr in der Lage ist, sich selbstständig zu bewegen oder das Bett zu verlassen. Dies stellt nicht nur eine emotionale Herausforde- rung dar, sondern auch eine praktische, da die Pflege zunehmend körperlich anstrengender wird.

Der emotionale Verlust

Neben den offensichtlichen kognitiven und körperlichen Einschränkungen ist Demenz auch eine emotionale Herausforderung – nicht nur für die Betroffenen, sondern vor allem für ihre Angehörigen. Viele Familienmitglieder erleben eine tiefe Trauer darüber, dass die Person, die sie kannten, sich langsam verändert und zunehmend "verloren" geht. Dieser emotionale Verlust ist oft schleichend und wird von vielen Angehörigen als eine Form des "lebendigen Abschieds" beschrieben.

Es ist wichtig, diesen Verlust anzuerkennen und sich selbst zu erlauben, darüber zu trauern. Gleichzeitig ist es jedoch ebenso wichtig, die verbleibenden positiven Aspekte der Beziehung zu schätzen und zu pflegen. Auch wenn die kognitiven Fähigkeiten abnehmen, können Menschen mit Demenz weiterhin Emotionen fühlen und auf Zuneigung und Liebe reagieren. Das Halten der Hand, ein Lächeln oder ein einfaches "Ich liebe dich" können einen tiefen emotionalen Wert haben, selbst wenn Worte nicht mehr verstanden werden.

Verständnis als Grundlage der Pflege

Die Pflege eines Menschen mit Demenz erfordert nicht nur praktische Fähigkeiten, sondern auch ein tiefes Verständnis für die Krankheit und ihre Auswirkungen auf Körper und Geist. Angehörige, die die Veränderungen im Verhalten und in den Fähigkeiten des Betroffenen als Teil des Krankheitsverlaufs begreifen, sind besser in der Lage, angemessen zu reagieren und dem Betroffenen mit Geduld und Mitgefühl zu begegnen.

In den folgenden Kapiteln werden wir uns intensiver mit den spezifischen Herausforderungen und praktischen Aspekten der Pflege auseinandersetzen. Es ist jedoch wichtig, sich stets daran zu erinnern, dass Demenz eine fortschreitende Krankheit ist, die zwar nicht geheilt, aber durch gezielte Pflege und emotionale Unterstützung gelindert werden kann. Verständnis ist dabei der erste Schritt zu einer besseren Pflege.

Kapitel 3: Die Rolle der Familie

Die Diagnose Demenz betrifft nicht nur den Erkrankten selbst, sondern auch sein familiäres Umfeld in besonderer Weise. In vielen Fällen sind es die Angehörigen, die eine Schlüsselrolle bei der Betreuung übernehmen. Diese Verantwortung ist oft belastend, emotional herausfordernd und bringt erhebliche Veränderungen im täglichen Leben mit sich. Gleichzeitig kann die Pflege eines geliebten Menschen auch erfüllend und sinnstiftend sein, wenn sie mit dem richtigen Wissen, der notwendigen Unterstützung und einem Verständnis für die Bedürfnisse des Betroffenen erfolgt.

Emotionale Herausforderungen für Angehörige

Die emotionale Belastung, die mit der Betreuung eines Demenzkranken einhergeht, darf nicht unterschätzt werden. Viele Angehörige berichten von Gefühlen der Überforderung, Hilflosigkeit und Trauer. Diese Emotionen entstehen häufig aus der ständigen Auseinandersetzung mit dem schleichenden Verlust des geliebten Menschen, der sich durch die Demenz verändert. Ein Gefühl des Abschieds auf Raten kann sich breitmachen, da die Persönlichkeit und das Verhalten des Betroffenen zunehmend fremd wirken.

Ein zentrales Gefühl, das viele Angehörige erleben, ist **Traurigkeit**. Trauer über den Verlust der gemeinsamen Vergangenheit, der Erinnerungen und über die schwindende Fähigkeit des Erkrankten, am Familienleben teilzuhaben. Diese Trauer kann manchmal stärker empfunden werden als bei einem tatsächlichen Verlust, weil der Demenzkranke physisch anwesend bleibt, aber in seinem Wesen nicht mehr derselbe Mensch ist, den man einst kannte.

Zusätzlich zur Trauer empfinden viele Angehörige **Schuldgefühle**. Es kann sein, dass man sich fragt, ob man genug tut, ob man geduldig genug ist oder ob man dem Erkrankten gerecht wird. Schuldgefühle können auch entstehen, wenn man sich hin und wieder wünscht, dass die

Verantwortung weniger belastend wäre oder dass die Situation anders wäre. Diese Gefühle sind natürlich, aber es ist wichtig, sich zu vergegenwärtigen, dass sie ein normaler Teil des Pflegeprozesses sind. Niemand ist perfekt, und es ist unmöglich, immer die richtigen Entscheidungen zu treffen oder immer die volle Geduld aufzubringen.

Ein weiteres häufiges Gefühl ist **Frustration**. Es ist schwer, zusehen zu müssen, wie ein geliebter Mensch Fähigkeiten und Erinnerungen verliert, besonders wenn einfache Aufgaben zu unüberwindbaren Herausforderungen werden. Manchmal fühlt man sich machtlos, weil man den Krankheitsverlauf nicht aufhalten oder rückgängig machen kann. Diese Frustration kann sich sowohl auf den Betroffenen als auch auf sich selbst beziehen. Angehörige fragen sich oft: „Warum kann ich ihm nicht besser helfen?" oder „Warum reagiere ich so gereizt?"

All diese emotionalen Reaktionen sind normal und verständlich. Es ist wichtig, dass Angehörige lernen, sich diese Gefühle zuzugestehen und Wege finden, mit ihnen umzugehen. Dazu gehört auch, dass man sich erlaubt, Hilfe zu suchen – sei es durch professionelle Unterstützung,

Selbsthilfegruppen oder durch Gespräche mit anderen, die ähnliche Erfahrungen machen.

Geduld und Empathie: Die wichtigsten Werkzeuge

Im Umgang mit einem Demenzkranken sind **Geduld und Empathie** die zentralen Qualitäten, die man als Angehöriger entwickeln muss. Es ist unvermeidlich, dass der Betroffene Dinge vergisst, sich wiederholt oder Aufgaben nicht mehr so ausführt wie früher. Diese Veränderungen sind nicht absichtlich und dürfen nicht persönlich genommen werden. Ein tiefes Verständnis dafür, dass diese Verhaltensweisen Teil der Krankheit sind, hilft dabei, angemessen und ruhig zu reagieren.

Geduld bedeutet, dem Erkrankten die Zeit zu geben, die er braucht, um einfache Aufgaben zu bewältigen, und ihn nicht zu überfordern. Oft kann es hilfreich sein, Aufgaben in kleinere Schritte zu unterteilen oder sie zu vereinfachen, damit der Betroffene so viel wie möglich selbstständig erledigen kann. Dies fördert nicht nur sein Selbstwertgefühl, sondern entlastet auch die pflegenden Angehörigen, da der Demenzkranke weniger auf Hilfe angewiesen ist.

Empathie bedeutet, sich in die Lage des Betroffenen hineinzuversetzen und zu verstehen, wie beängstigend und verwirrend die Welt für ihn geworden sein muss. Demenzkranke verlieren nach und nach ihre kognitiven Fähigkeiten, aber sie behalten oft ihre Emotionen und ihr Bedürfnis nach Zuneigung. Ein liebevolles Lächeln, eine sanfte Berührung oder ein freundliches Wort können viel dazu beitragen, dass sich der Demenzkranke sicher und geborgen fühlt.

Die Bedeutung von Unterstützungssystemen

Niemand kann die Pflege eines Demenzkranken allein bewältigen, und es ist wichtig, frühzeitig ein **Unterstützungssystem** aufzubauen. Dazu gehören sowohl praktische als auch emotionale Hilfen. Viele Angehörige versuchen, die Pflege allein zu stemmen, aus dem Gefühl heraus, dass es ihre Pflicht sei oder dass sie niemandem zur Last fallen wollen. Doch diese Haltung führt oft zu Erschöpfung und Burnout.

Es ist wichtig, sich Unterstützung zu holen – sei es durch andere Familienmitglieder, Freunde oder professionelle Pflegekräfte. Manchmal reicht es schon, wenn jemand für ein paar Stunden die Betreuung übernimmt, damit der pflegende Angehörige Zeit für sich hat. Auch

Tagespflegeeinrichtungen oder ambulante Pflegedienste können entlasten. Die Pflege eines Demenzkranken ist eine Langzeitaufgabe, und es ist unerlässlich, dass der Pflegende sich selbst Pausen gönnt, um die eigene Gesundheit und das eigene Wohlbefinden zu schützen.

Neben der praktischen Unterstützung ist auch der Austausch mit anderen Betroffenen von großer Bedeutung. **Selbsthilfegruppen** bieten einen Raum, in dem man seine Sorgen und Ängste teilen kann, ohne sich verurteilt zu fühlen. Viele Angehörige finden Trost darin, zu wissen, dass sie nicht allein sind und dass andere ähnliche Herausforderungen durchmachen. Zudem bieten solche Gruppen oft wertvolle Tipps und Ratschläge, die den Alltag erleichtern können.

Rollenveränderungen in der Familie

Eine Demenzerkrankung bringt oft eine **Verschiebung der Familienrollen** mit sich. Häufig übernehmen Kinder plötzlich die Verantwortung für ihre Eltern, was für beide Seiten eine Herausforderung darstellt. Diese Umkehrung der Rollen kann emotional belastend sein, da sowohl der Demenzkranke als auch der Pflegende lernen müssen, mit der neuen Dynamik umzugehen.

Für den Demenzkranken ist es oft schwer, sich damit abzufinden, dass er zunehmend auf Hilfe angewiesen ist, und dies kann zu Frustration und Widerstand führen. Viele Betroffene kämpfen um ihre Unabhängigkeit und lehnen Unterstützung ab, auch wenn sie diese dringend benötigen. Auf der anderen Seite fällt es den pflegenden Angehörigen oft schwer, die Kontrolle zu übernehmen und Entscheidungen für den Betroffenen zu treffen, insbesondere wenn sie wissen, dass dieser früher sehr eigenständig war.

In dieser Situation ist es wichtig, einen Mittelweg zu finden, der dem Demenzkranken so viel Unabhängigkeit wie möglich lässt, ihn aber gleichzeitig nicht überfordert. Manchmal hilft es, kleine Aufgaben zu delegieren, die der Betroffene noch selbst erledigen kann, während man ihm bei schwierigeren Dingen zur Hand geht. Eine offene und wertschätzende Kommunikation kann dazu beitragen, dass sich der Demenzkranke weiterhin ernst genommen und respektiert fühlt.

Selbstfürsorge der pflegenden Angehörigen

Die Pflege eines Demenzkranken kann sowohl physisch als auch emotional anstrengend sein. Deshalb ist es wichtig, dass Angehörige **auf ihre eigene Gesundheit achten**. Viele Pflegende vernachlässigen ihre eigenen Bedürfnisse, weil sie das Gefühl haben, dass der Demenzkranke an erster Stelle stehen muss. Doch nur wenn der Pflegende selbst gesund und ausgeglichen bleibt, kann er die notwendige Unterstützung bieten.

Es ist hilfreich, sich regelmäßige Pausen einzuplanen, um Energie zu tanken. Dabei kann es schon ausreichen, sich jeden Tag eine kurze Zeit für sich selbst zu nehmen – sei es für einen Spaziergang, das Lesen eines Buches oder eine Tasse Tee. Zudem ist es wichtig, soziale Kontakte zu pflegen und sich nicht zu isolieren. Freunde und Familie können eine wertvolle Quelle der Unterstützung sein und helfen, den Pflegealltag zu bewältigen.

Wenn die Belastung zu groß wird, sollten Angehörige nicht zögern, professionelle Hilfe in Anspruch zu nehmen. Psychologische Beratung oder der Austausch in einer Selbsthilfegruppe können helfen, die emotionale Last zu verarbeiten und neue Kraft zu schöpfen.

Der Wert der gemeinsamen Zeit

Trotz aller Herausforderungen und Veränderungen ist es wichtig, die gemeinsame Zeit mit dem Demenzkranken zu schätzen. Auch wenn die kognitiven Fähigkeiten nachlassen, bleibt das Bedürfnis nach Zuneigung und Nähe bestehen. Die Pflege eines Demenzkranken kann auch schöne Momente bieten – sei es ein Lächeln, ein gemeinsames Lachen oder ein vertrauter Blick.

Diese positiven Erlebnisse sind es, die den pflegenden Angehörigen Kraft geben und die Beziehung zum Demenzkranken stärken können. Es ist wichtig, sich nicht nur auf die Krankheit zu konzentrieren, sondern auch die verbleibenden Fähigkeiten und Interessen des Betroffenen zu fördern. Gemeinsame Aktivitäten wie Spaziergänge, das Hören von Musik oder das Anschauen von alten Fotos können Freude bereiten und die Verbindung zwischen Pflegendem und Erkranktem stärken.

Kapitel 4: Kommunikationsstrategien

Die Kommunikation mit einem Menschen, der an Demenz leidet, stellt eine der größten Herausforderungen im Pflegealltag dar. Die Fähigkeit, sich auszudrücken, Gedanken klar zu formulieren und auf Gespräche zu reagieren, wird durch die Krankheit zunehmend beeinträchtigt. Es ist daher wichtig, geeignete Kommunikationsstrategien zu entwickeln, um Missverständnisse zu minimieren und den

Betroffenen zu unterstützen, sich verstanden und gehört zu fühlen. Dieses Kapitel beleuchtet Techniken und Ansätze, die Angehörigen helfen, effektiv und empathisch mit Demenzkranken zu kommunizieren.

Der Verlust der Sprachfähigkeit

Demenzkranke durchlaufen verschiedene Phasen des Sprachverlusts. Am Anfang der Krankheit haben viele Betroffene Schwierigkeiten, die richtigen Worte zu finden oder Namen von Personen und Gegenständen zu erinnern. Dies kann zu Frustration führen, sowohl bei dem Erkrankten als auch bei den Angehörigen. Mit dem Fortschreiten der Krankheit verschlimmern sich diese Symptome, und im fortgeschrittenen Stadium fällt es den Betroffenen oft schwer, ganze Sätze zu bilden oder komplexen Gesprächen zu folgen.

Es ist wichtig zu verstehen, dass dieser Sprachverlust keine Folge von Desinteresse oder mangelnder Aufmerksamkeit ist, sondern ein Symptom der Demenz. Der Betroffene möchte möglicherweise kommunizieren, ist aber nicht mehr in der Lage, dies auf die übliche Weise zu tun. Hier ist Geduld von größter Bedeutung.

Grundprinzipien der Kommunikation mit Demenzkranken

1. **Einfachheit:**
   Verwenden Sie einfache, klare Sätze und vermeiden Sie komplexe oder abstrakte Begriffe. Statt mehrerer Fragen auf einmal zu stellen, sollte man sich auf eine einzige Information konzentrieren. Beispiel: Anstatt zu fragen: „Möchtest du Tee oder Kaffee?", könnte man fragen: „Möchtest du Tee?"

2. **Langsamkeit:**
   Geben Sie dem Betroffenen Zeit, Ihre Worte zu verstehen und darauf zu reagieren. Eile und Hektik erzeugen nur zusätzlichen Stress. Es kann hilfreich sein, eine Frage zu stellen und dann einige Momente abzuwarten, bevor man sie wiederholt.

3. **Vermeidung von „Nein":**
   Fragen, die mit einem „Ja" oder „Nein" beantwortet werden können, können für Demenzkranke oft verwirrend sein, insbesondere wenn das Verständnis der Frage nicht vollständig ist. Stattdessen könnte man eine Frage stellen, die eine klare Wahl ermöglicht. Beispiel: Anstatt „Möchtest du heute duschen?" zu fragen, könnte man

sagen: „Lass uns heute nach dem Frühstück duschen."

4. **Körpersprache und Augenkontakt:**
Nonverbale Kommunikation ist bei Menschen mit Demenz besonders wichtig. Freundliche Mimik, ein sanfter Tonfall und beruhigende Gesten können oft mehr bewirken als Worte. Augenkontakt zeigt dem Betroffenen, dass man ihm Aufmerksamkeit schenkt, und kann helfen, Vertrauen aufzubauen.

5. **Positive Bestärkung:**
Loben Sie den Betroffenen, wenn er sich an etwas erinnert oder eine Aufgabe gut bewältigt. Positive Rückmeldungen motivieren und fördern das Selbstwertgefühl, während Kritik oder Korrekturen oft zu Verunsicherung oder Rückzug führen können.

Umgang mit Verwirrung und Gedächtnisverlust

Ein häufiges Problem in der Kommunikation mit Demenzkranken ist die Verwirrung über vergangene Ereignisse oder über die Gegenwart. Viele Demenzkranke leben teilweise in der Vergangenheit und erinnern sich an Ereignisse oder Personen, die für sie real sind, obwohl sie nicht mehr existieren. Für Angehörige kann dies schwierig sein, besonders wenn der Betroffene verstorbene Personen erwähnt oder Situationen beschreibt, die so nie passiert sind.

Es ist wichtig, diesen Verwirrung nicht als Angriff oder Täuschung zu sehen. Statt den Betroffenen zu korrigieren oder auf die Realität hinzuweisen, kann es hilfreicher sein, sanft in die „Welt" des Erkrankten einzutauchen. Dies bedeutet, die Aussagen zu akzeptieren und einfühlsam zu reagieren. Beispiel: Wenn der Betroffene fragt, wann seine längst verstorbene Mutter nach Hause kommt, könnte man sagen: „Vielleicht später, wir können uns jetzt ein bisschen ausruhen."

Die Vermeidung von Widerspruch oder Korrektur, die sogenannte **Validierung**, ist eine gängige Methode im Umgang mit Demenzkranken. Sie hilft, Konflikte und Frustrationen zu minimieren und ermöglicht es dem Betroffenen, in einem mentalen Raum zu bleiben, der ihm vertraut und angenehm ist.

Gespräche führen trotz kognitiver Einschränkungen

Trotz der fortschreitenden kognitiven Einschränkungen können Demenzkranke weiterhin von sozialen Interaktionen profitieren. Es ist wichtig, das Gesprächsklima positiv und unterstützend zu gestalten, auch wenn die Inhalte oft banal erscheinen oder sich wiederholen.

- **Offene Fragen vermeiden:**
  Fragen wie „Was hast du gestern gemacht?" oder „Wie fühlst du dich?" können überfordernd wirken, weil sie ein hohes Maß an Gedächtnisleistung oder Selbstreflexion erfordern. Stattdessen sind spezifische, einfache Fragen besser geeignet: „Hast du heute gut geschlafen?"
- **Aktivitäten in die Kommunikation einbinden:**
  Während gemeinsamer Tätigkeiten – wie Spaziergängen, Kochen oder dem Ansehen von Fotos – kann die Kommunikation oft entspannter und fließender sein. Diese gemeinsamen Aktivitäten bieten Gesprächsanlässe und können dem Betroffenen helfen, sich eingebunden zu fühlen.
- **Wiederholung akzeptieren:**
  Es ist nicht ungewöhnlich, dass Menschen mit Demenz immer wieder dieselben

Geschichten erzählen oder dieselben Fragen stellen. Statt auf die Wiederholung hinzuweisen, ist es besser, geduldig zu antworten, als wäre es das erste Mal.

Herausforderungen bei aggressivem oder ängstlichem Verhalten

Ein besonders schwieriger Aspekt der Kommunikation mit Demenzkranken ist der Umgang mit aggressivem oder ängstlichem Verhalten. Diese Verhaltensweisen können durch Verwirrung, Frustration oder Angst ausgelöst werden und stellen für Angehörige oft eine große Belastung dar.

- **Ruhe bewahren:**
  Wenn der Betroffene aggressiv oder wütend wird, ist es wichtig, selbst ruhig zu bleiben. Ein erhöhter Tonfall oder das Zeigen von Ärger kann die Situation nur verschlimmern. Versuchen Sie, die Ursache für das Verhalten zu identifizieren. Ist der Betroffene verunsichert? Hat er Schmerzen? Oft hilft es, sanft auf ihn einzureden oder eine beruhigende Umgebung zu schaffen.
- **Ablenkung als Strategie:**
  Manchmal kann es helfen, das Gesprächsthema zu wechseln oder den

Betroffenen auf etwas anderes zu lenken. Dies kann ein Gegenstand im Raum sein, ein Lied, das er mag, oder eine andere angenehme Erinnerung.

- **Grenzen akzeptieren:**
  Es ist wichtig zu verstehen, dass nicht jede Situation sofort gelöst werden kann. Wenn ein Gespräch eskaliert, kann es hilfreich sein, sich für einen Moment zurückzuziehen und dem Betroffenen etwas Zeit zu geben, sich zu beruhigen.

Kommunikation in fortgeschrittenen Stadien

Im späten Stadium der Demenz kann die Sprachfähigkeit stark eingeschränkt oder vollständig verloren sein. Doch selbst wenn der Betroffene keine Worte mehr findet, bleibt die Kommunikation wichtig. Die nonverbale Kommunikation – durch Berührung, Augenkontakt oder Tonfall – gewinnt an Bedeutung.

- **Berührungen und Gesten:**
  Eine liebevolle Berührung oder das Halten der Hand können Trost spenden und dem Betroffenen zeigen, dass er nicht allein ist. Oft reicht ein einfaches Lächeln oder ein

sanfter Händedruck, um eine emotionale
Verbindung herzustellen.

- **Musik und Geräusche:**
Musik kann eine starke emotionale Wirkung
auf Menschen mit Demenz haben, selbst in
fortgeschrittenen Stadien. Das Spielen von
vertrauten Liedern oder beruhigender Musik
kann helfen, eine friedliche Atmosphäre zu
schaffen und das Wohlbefinden des
Betroffenen zu fördern.

- **Geduld bei der Reaktion:**
Auch wenn der Betroffene nicht mehr in der
Lage ist, verbal zu kommunizieren, sollte
man ihm Zeit geben, auf nonverbale Weise
zu reagieren. Ein einfaches Nicken, ein Blick
oder eine Geste kann ein Zeichen dafür sein,
dass er die Kommunikation auf seine Weise
noch versteht.

Die Bedeutung der positiven Kommunikation

Selbst wenn die verbale Kommunikation immer
schwieriger wird, bleibt die emotionale Verbindung
zu den Menschen um den Demenzkranken herum
bestehen. Positiv zu kommunizieren bedeutet, dem
Betroffenen ein Gefühl der Sicherheit, des
Verständnisses und der Akzeptanz zu vermitteln.
Eine liebevolle und geduldige Herangehensweise

kann dazu beitragen, dass sich der Demenzkranke trotz der Einschränkungen wohlfühlt.

Angehörige sollten sich stets daran erinnern, dass der Mensch hinter der Krankheit weiterhin existiert. Die Pflege und Kommunikation mit einem Demenzkranken erfordern Empathie, Flexibilität und das Verständnis, dass jede Interaktion eine Möglichkeit ist, emotionale Nähe und Zuneigung zu zeigen.

Kapitel 5: Tägliche Pflege und Unterstützung

Die tägliche Pflege von Menschen mit Demenz erfordert sowohl physische als auch emotionale Anstrengungen. Oft sind es einfache Aufgaben des Alltags, die durch die Krankheit zu großen Herausforderungen werden. In diesem Kapitel geht es um Strategien, die es Angehörigen ermöglichen, die Selbstständigkeit des Demenzkranken so lange wie möglich zu fördern und gleichzeitig praktische Unterstützung bei der Bewältigung des Alltags zu bieten.

Die Bedeutung von Routinen

Für Menschen mit Demenz sind Routinen äußerst wichtig. Regelmäßige Abläufe schaffen Sicherheit und helfen, Verwirrung zu minimieren. Eine feste Tagesstruktur kann dazu beitragen, den Betroffenen zu beruhigen, weil sie ihm Orientierung gibt. Wenn sich tägliche Abläufe wiederholen, können sie zu einer vertrauten Routine werden, auch wenn der Betroffene kognitive Einschränkungen hat.

- **Morgenroutine:**
  Beginnen Sie den Tag immer auf die gleiche Weise. Dies könnte das Waschen, Zähneputzen und Anziehen umfassen, gefolgt von einem gemeinsamen Frühstück. Regelmäßige Rituale am Morgen geben dem Tag einen klaren Rahmen und erleichtern es dem Betroffenen, sich auf den kommenden Tag einzustellen.
- **Essenszeiten:**
  Feste Zeiten für Mahlzeiten sind besonders wichtig. Regelmäßige Essenszeiten geben dem Tag Struktur und sorgen dafür, dass der Betroffene genug isst. Es kann auch hilfreich sein, die Mahlzeiten einfach zu halten und Speisen anzubieten, die der Betroffene gerne isst und leicht zu sich nehmen kann.
- **Abendroutine:**
  Ebenso wichtig wie der Start in den Tag ist das Ende des Tages. Ein entspannendes

Ritual, wie das gemeinsame Fernsehen, das Hören von Musik oder das Lesen eines Buches, kann dazu beitragen, dass der Betroffene sich beruhigt und auf die Nachtruhe vorbereitet.

Förderung der Selbstständigkeit

Ein zentraler Aspekt der Pflege von Demenzkranken ist die Förderung der Selbstständigkeit. Auch wenn der Betroffene zunehmend auf Hilfe angewiesen ist, ist es wichtig, ihm so viel Autonomie wie möglich zu lassen. Selbst kleine Erfolge können das Selbstwertgefühl des Demenzkranken stärken und ihm das Gefühl geben, weiterhin aktiv am Leben teilzuhaben.

- **Ermutigung bei alltäglichen Aufgaben:** Versuchen Sie, den Demenzkranken bei Aufgaben einzubeziehen, die er noch bewältigen kann. Dies könnte das Eindecken des Tisches, das Falten von Wäsche oder das Gießen von Pflanzen sein. Auch wenn der Betroffene die Aufgabe vielleicht nicht perfekt ausführt, ist der Akt des Mitmachens entscheidend.
- **Unterstützung bei der Körperpflege:** Viele Demenzkranke verlieren im Laufe der Zeit die Fähigkeit, sich selbstständig zu

waschen, anzuziehen oder die Toilette zu benutzen. Hier ist es wichtig, Unterstützung zu bieten, aber dem Betroffenen dennoch so viel Kontrolle wie möglich zu lassen. Fragen Sie zum Beispiel: „Möchtest du zuerst das Gesicht waschen oder die Zähne putzen?" So geben Sie dem Betroffenen das Gefühl, noch Entscheidungen treffen zu können.

- **Hilfsmittel verwenden:**
  Es gibt eine Vielzahl von Hilfsmitteln, die dazu beitragen können, die Selbstständigkeit des Betroffenen zu fördern. Dies reicht von speziellen Bestecken, die das Essen erleichtern, über Duschstühle, die die Körperpflege sicherer machen, bis hin zu Erinnerungshilfen, die den Tagesablauf unterstützen.

Ernährung und Hydration

Eine ausgewogene Ernährung ist ein wichtiger Bestandteil der Pflege von Menschen mit Demenz. Mit der Zeit kann es jedoch immer schwieriger werden, den Betroffenen zum Essen und Trinken zu motivieren. Manche Menschen verlieren das Interesse an Nahrung, vergessen zu trinken oder haben Schwierigkeiten, mit Besteck umzugehen.

- **Einfaches und vertrautes Essen:**
  Bieten Sie dem Demenzkranken einfache
  Gerichte an, die er gut kennt und gerne isst.
  Auch die Präsentation des Essens kann
  helfen: Verwenden Sie kleine Portionen und
  Teller, die farblich kontrastieren, damit der
  Betroffene das Essen besser erkennen
  kann.
- **Ermutigung zum Trinken:**
  Menschen mit Demenz vergessen oft, genug
  zu trinken. Es kann hilfreich sein, kleine
  Gläser oder Flaschen Wasser in Reichweite
  zu stellen und den Betroffenen regelmäßig
  daran zu erinnern. Auch wasserhaltige
  Lebensmittel wie Obst oder Suppen können
  dazu beitragen, die Flüssigkeitszufuhr zu
  sichern.
- **Fingerfood anbieten:**
  Wenn es dem Betroffenen schwerfällt, mit
  Besteck zu essen, können Sie
  fingerfreundliche Speisen anbieten, wie
  Sandwiches, geschnittenes Obst oder kleine
  Gemüsesticks. Dies erleichtert das Essen
  und fördert die Unabhängigkeit.

Körperpflege und Hygiene

Die Pflege der persönlichen Hygiene kann für
Menschen mit Demenz eine Herausforderung

darstellen. Oft vergessen sie, wann sie das letzte Mal gebadet haben, oder verlieren das Interesse an ihrer Körperpflege. Für Angehörige kann es schwierig sein, den Betroffenen zu motivieren, sich regelmäßig zu waschen oder zu duschen, besonders wenn dieser Widerstand zeigt.

- **Routinen aufrechterhalten:**
  Integrieren Sie die Körperpflege in die tägliche Routine. Das Waschen oder Duschen sollte immer zur gleichen Zeit erfolgen, um Verwirrung zu vermeiden. Wenn der Betroffene sich weigert zu duschen, kann es hilfreich sein, auf Alternativen wie eine Katzenwäsche oder ein Fußbad auszuweichen.
- **Sanftes Herangehen:**
  Manchmal weigern sich Demenzkranke, sich zu waschen, weil sie sich unsicher oder ängstlich fühlen. In solchen Fällen ist es wichtig, behutsam vorzugehen und dem Betroffenen das Gefühl zu geben, dass er die Kontrolle hat. Man kann auch sanft erklären, warum die Hygiene notwendig ist, zum Beispiel: „Es wird dir gut tun, nach dem Bad wirst du dich erfrischt fühlen."
- **Pflegeprodukte auswählen:**
  Verwenden Sie Pflegeprodukte, die dem

Betroffenen angenehm sind und die Haut schonen. Viele Menschen mit Demenz haben empfindliche Haut, sodass milde Seifen und feuchtigkeitsspendende Cremes hilfreich sein können.

Umgang mit Inkontinenz

Mit dem Fortschreiten der Demenz kann es zu Problemen mit der Blasen- und Darmkontrolle kommen. Inkontinenz ist ein häufiges Symptom im fortgeschrittenen Stadium der Krankheit und stellt sowohl für den Betroffenen als auch für die pflegenden Angehörigen eine Herausforderung dar.

- **Diskretion und Würde wahren:** Inkontinenz kann für den Demenzkranken peinlich sein. Es ist wichtig, mit diesem Thema diskret umzugehen und den Betroffenen nicht zu beschämen. Stellen Sie sicher, dass Sie ihm so viel Privatsphäre wie möglich gewähren.
- **Vorsichtsmaßnahmen treffen:** Um Inkontinenz vorzubeugen, kann es hilfreich sein, den Betroffenen regelmäßig zur Toilette zu begleiten, auch wenn er nicht darum bittet. Feste Toilettenzeiten, wie nach

den Mahlzeiten oder vor dem
Schlafengehen, können den Betroffenen
daran erinnern, die Toilette zu benutzen.

- **Hilfsmittel verwenden:**
Es gibt spezielle Inkontinenzprodukte, wie
saugfähige Einlagen oder Inkontinenzhosen,
die den Alltag erleichtern können. Auch
wasserdichte Matratzenauflagen oder
spezielle Sitzpolster können helfen,
unangenehme Situationen zu vermeiden.

Förderung von Bewegung und Aktivität

Auch wenn der Demenzkranke zunehmend in
seiner Mobilität eingeschränkt wird, ist es wichtig,
Bewegung so lange wie möglich zu fördern.
Körperliche Aktivität trägt nicht nur zur physischen
Gesundheit bei, sondern kann auch das emotionale
Wohlbefinden verbessern und Verhaltenssymptome
wie Unruhe oder Aggression verringern.

- **Regelmäßige Spaziergänge:**
Ein täglicher Spaziergang, auch wenn er nur
kurz ist, kann Wunder wirken. Frische Luft,
Bewegung und die Veränderung der
Umgebung können dazu beitragen, dass
sich der Betroffene besser fühlt.
- **Einfache Übungen:**
Es gibt viele einfache Übungen, die selbst im

Sitzen durchgeführt werden können, wie das
Strecken der Arme oder das Anheben der
Beine. Solche Bewegungen fördern die
Durchblutung und verhindern Muskelabbau.

- **Gemeinsame Aktivitäten:**
Das Einbinden des Betroffenen in
Aktivitäten, die Bewegung erfordern, wie
Gartenarbeit, Kochen oder das Aufräumen
von Gegenständen, kann eine gute
Möglichkeit sein, Bewegung in den Alltag zu
integrieren.

Das emotionale Wohlbefinden des Betroffenen

Neben der physischen Unterstützung ist es ebenso
wichtig, das emotionale Wohlbefinden des
Demenzkranken zu fördern. Menschen mit Demenz
sind oft emotional empfindlich und reagieren stark
auf ihre Umgebung und die Stimmung der
Menschen um sie herum.

- **Emotionale Nähe:**
Einfache Gesten der Zuneigung, wie das
Halten der Hand oder eine Umarmung,
können dem Betroffenen Trost spenden.
Viele Menschen mit Demenz fühlen sich oft
unsicher und verwirrt, sodass emotionale
Nähe ein wichtiger Anker sein kann.

- **Ruhe und Entspannung fördern:**
  Schaffen Sie eine beruhigende Umgebung,
  die frei von Hektik und Lärm ist. Musik kann
  hier eine große Rolle spielen – besonders
  Lieder, die der Betroffene aus früheren
  Zeiten kennt und mit positiven Erinnerungen
  verbindet.
- **Sinnvolle Tätigkeiten anbieten:**
  Auch wenn der Demenzkranke viele
  Fähigkeiten verloren hat, können einfache,
  sinnvolle Tätigkeiten wie das Sortieren von
  Fotos, das Malen oder das Ansehen von
  Familienalben Freude bereiten und das
  Selbstwertgefühl steigern.

Zusammenfassung

Die tägliche Pflege und Unterstützung von
Demenzkranken erfordert viel Geduld,
Einfühlungsvermögen und Kreativität. Es ist wichtig,
die Bedürfnisse des Betroffenen zu erkennen und
ihn gleichzeitig so weit wie möglich in den Alltag
einzubeziehen. Eine ausgewogene Mischung aus
Struktur, Selbstständigkeit, Pflege und emotionaler
Unterstützung kann dazu beitragen, dass der
Demenzkranke ein möglichst angenehmes und
würdevolles Leben führen kann.

Kapitel 6: Umgang mit Verhaltensänderungen

Verhaltensänderungen gehören zu den schwierigsten Aspekten der Demenzpflege. Die Betroffenen entwickeln oft neue Verhaltensweisen, die für Angehörige schwer zu verstehen und zu bewältigen sind. Dazu gehören Aggression, Unruhe, Ängste und sogar Halluzinationen. Diese Veränderungen können plötzlich auftreten und sich im Verlauf der Krankheit verschlimmern. In diesem Kapitel werden wir erörtern, wie Angehörige mit diesen Verhaltensänderungen umgehen können, ohne dabei selbst zu stark belastet zu werden.

Warum verändern sich das Verhalten und die Persönlichkeit?

Die Verhaltensänderungen bei Demenz sind eine direkte Folge der Degeneration des Gehirns. Bereiche des Gehirns, die für die Kontrolle von Emotionen und Verhalten verantwortlich sind, werden zunehmend geschädigt. Dies führt dazu, dass der Betroffene nicht mehr in der Lage ist, angemessen auf seine Umgebung zu reagieren. Das Gehirn kann Situationen falsch interpretieren, und diese Missverständnisse können in den

Verhaltensweisen der Betroffenen zum Ausdruck kommen.

Zudem leiden viele Demenzkranke unter einem Gefühl von Verwirrung, Unsicherheit oder Angst, das ihr Verhalten beeinflusst. Sie können sich nicht mehr an einfache Dinge erinnern, finden sich in ihrer Umgebung nicht zurecht und verstehen möglicherweise nicht, warum etwas passiert. Diese Unklarheit führt häufig zu emotionalen Ausbrüchen oder aggressivem Verhalten.

Aggression und Gereiztheit

Aggression kann in verschiedenen Formen auftreten: Der Demenzkranke kann verbal beleidigend werden, schreien oder sogar handgreiflich werden. Diese Momente sind für Angehörige besonders schmerzhaft, da der Erkrankte sich völlig anders verhält als früher. Es ist jedoch wichtig, sich daran zu erinnern, dass diese Verhaltensweisen eine Folge der Krankheit sind und nicht absichtlich gegen die pflegenden Angehörigen gerichtet sind.

- **Ursachen für Aggression identifizieren:** Aggression entsteht oft aus Frustration,

Überforderung oder körperlichem Unwohlsein. Möglicherweise kann der Betroffene Schmerzen haben, die er nicht ausdrücken kann, oder sich in einer Situation gefangen fühlen, die er nicht versteht. Es ist wichtig, die Ursachen für die Aggression zu erkennen und zu versuchen, diese zu beheben.

- **Vermeidung von Konfrontationen:**
Wenn der Demenzkranke aggressiv wird, ist es ratsam, Konfrontationen zu vermeiden. Statt den Betroffenen zur Ruhe zu ermahnen oder ihn zu korrigieren, kann es hilfreich sein, sich zurückzuziehen und ihm Zeit zu geben, sich zu beruhigen. Ein sanfter Tonfall, das Ändern des Themas oder das Verlassen des Raumes kann oft helfen, die Situation zu deeskalieren.

- **Vermeidung von Stresssituationen:**
Stress und Überforderung sind häufige Auslöser von Aggression. Vermeiden Sie es, den Betroffenen in stressige Situationen zu bringen, wie z.B. laute Umgebungen, überfüllte Orte oder plötzliche Veränderungen im Tagesablauf.

Unruhe und „Sundowning"

Ein weiteres häufiges Verhalten bei Demenz ist Unruhe. Dies äußert sich oft in ziellosem Umherwandern, ständiger Aktivität oder wiederholten Bewegungen. Viele Menschen mit Demenz sind besonders in den späten Nachmittags- und Abendstunden unruhig – ein Phänomen, das als „Sundowning" bezeichnet wird.

- **Ursachen von Unruhe erkennen:**
  Unruhe kann durch eine Vielzahl von Faktoren ausgelöst werden, wie Langeweile, Hunger, das Bedürfnis nach Bewegung oder das Fehlen eines klaren Tagesablaufs. Manchmal ist der Betroffene einfach nervös, weil er seine Umgebung nicht versteht oder sich an eine vertraute Routine nicht erinnern kann.
- **Ablenkungen bieten:**
  Bieten Sie dem Betroffenen sinnvolle Tätigkeiten an, die ihm helfen, seine Unruhe zu kanalisieren. Dies könnte eine einfache Hausarbeit sein, wie das Zusammenlegen von Wäsche, oder eine beruhigende Aktivität wie das Sortieren von Fotos oder das Ansehen eines Films.
- **Bewegung einplanen:**
  Regelmäßige Bewegung, wie tägliche Spaziergänge oder einfache

Gymnastikübungen, kann helfen, die körperliche Unruhe zu verringern. Körperliche Aktivität wirkt beruhigend und kann helfen, den Tagesrhythmus zu stabilisieren.

- **Sundowning minimieren:**
  Um das Sundowning-Phänomen zu minimieren, ist es wichtig, einen festen Tagesrhythmus einzuhalten. Eine beruhigende Abendroutine mit gedimmtem Licht, entspannender Musik und wenig Lärm kann dem Betroffenen helfen, sich auf die Nachtruhe einzustellen.

Ängste und Phobien

Viele Menschen mit Demenz entwickeln Ängste oder Phobien, die sie früher nicht hatten. Diese Ängste können durch Verwirrung oder Missverständnisse ausgelöst werden. Der Betroffene versteht möglicherweise nicht, wo er ist, was um ihn herum passiert oder warum bestimmte Dinge geschehen, und dies kann Angst auslösen.

- **Verständnis zeigen:**
  Es ist wichtig, die Ängste des Betroffenen ernst zu nehmen und ihm zu zeigen, dass er nicht allein ist. Wenn er Angst hat, weil er sich nicht zurechtfindet, kann ein vertrautes

Objekt oder eine beruhigende Stimme helfen. Eine liebevolle Umarmung oder das Halten der Hand können ebenfalls beruhigend wirken.

- **Vermeidung von angstauslösenden Situationen:**
  Vermeiden Sie Situationen, die bekanntermaßen Ängste auslösen. Dies könnte ein Besuch an überfüllten Orten sein oder das Anschauen von Filmen oder Fernsehsendungen, die beängstigende Szenen enthalten.
- **Sicherheit vermitteln:**
  Der Betroffene sollte sich in seiner Umgebung sicher fühlen. Stellen Sie sicher, dass die Wohnumgebung ruhig und vertraut ist. Entfernen Sie unnötige Reize oder potenziell verwirrende Gegenstände, die Angst auslösen könnten.

Halluzinationen und Wahnvorstellungen

Manche Menschen mit Demenz erleben Halluzinationen oder Wahnvorstellungen. Sie sehen oder hören Dinge, die nicht da sind, oder glauben an Dinge, die nicht der Realität entsprechen. Für Angehörige kann es besonders schwierig sein, mit diesen Erlebnissen umzugehen, da sie nicht wissen, wie sie reagieren sollen.

- **Nicht widersprechen:**
  Wenn der Betroffene eine Halluzination oder
  Wahnvorstellung hat, ist es oft
  kontraproduktiv, ihm zu widersprechen oder
  zu versuchen, ihn davon zu überzeugen,
  dass das, was er sieht oder hört, nicht real
  ist. Stattdessen kann es besser sein, ruhig
  zu bleiben und den Betroffenen sanft
  abzulenken.
- **Beruhigung anbieten:**
  Wenn die Halluzinationen Angst auslösen,
  ist es wichtig, dem Betroffenen zu
  versichern, dass er in Sicherheit ist. Eine
  beruhigende Stimme, das Schaffen einer
  ruhigen Umgebung und eine liebevolle
  Berührung können helfen, die Angst zu
  lindern.
- **Vertraute Umgebung schaffen:**
  Eine vertraute und gut beleuchtete
  Umgebung kann Halluzinationen oft
  verringern. Manche Demenzkranke sind
  besonders anfällig für Halluzinationen in
  dunklen Räumen oder bei plötzlichen
  Veränderungen in ihrer Umgebung.

Die Bedeutung von Geduld und Verständnis

Der Umgang mit Verhaltensänderungen erfordert
Geduld, Verständnis und Flexibilität. Angehörige

sollten sich bewusst machen, dass diese Veränderungen eine Folge der Krankheit sind und nicht der Persönlichkeit des Betroffenen. Es ist wichtig, sich selbst nicht für die Verhaltensweisen des Demenzkranken verantwortlich zu machen und sich daran zu erinnern, dass diese Momente vorübergehen werden.

Die emotionale Belastung für pflegende Angehörige ist groß, und es ist entscheidend, dass sie sich Unterstützung holen – sei es durch andere Familienmitglieder, Freunde, Selbsthilfegruppen oder professionelle Hilfe. Der Austausch mit anderen, die ähnliche Erfahrungen gemacht haben, kann helfen, neue Perspektiven zu gewinnen und Lösungen für herausfordernde Situationen zu finden.

Abschließende Gedanken

Verhaltensänderungen gehören zu den schwierigsten Aspekten der Demenzpflege, aber mit der richtigen Herangehensweise können diese Momente gemeistert werden. Die wichtigste Lektion für Angehörige ist es, Geduld mit sich selbst und dem Demenzkranken zu haben. Niemand ist perfekt, und es wird immer Tage geben, die schwieriger sind als andere. Indem man sich auf die Bedürfnisse des Betroffenen einstellt und gleichzeitig auf die eigene emotionale Gesundheit achtet, kann man einen Weg finden, der für beide Seiten erträglich ist.

Kapitel 7: Sicherheit im Alltag

Sicherheit ist ein zentrales Thema im Alltag von Demenzkranken. Während die Krankheit fortschreitet, verlieren die Betroffenen oft die Fähigkeit, Gefahren richtig einzuschätzen. Dinge, die früher selbstverständlich waren, wie das Kochen, das Benutzen von Treppen oder das Überqueren der Straße, können plötzlich gefährlich werden. Angehörige müssen darauf achten, das Zuhause und die Umgebung des Demenzkranken so sicher wie möglich zu gestalten. In diesem Kapitel geht es um praktische Tipps und Strategien, um die Sicherheit im Alltag zu gewährleisten, ohne den Betroffenen unnötig einzuschränken.

Die Wohnumgebung sicher gestalten

Der erste Schritt zur Sicherung der Umgebung eines Demenzkranken ist, das Zuhause zu einem sicheren, klar strukturierten und leicht zugänglichen Raum zu machen. Eine sichere Umgebung reduziert das Risiko von Unfällen und gibt dem Betroffenen gleichzeitig das Gefühl von Geborgenheit.

- **Klarheit schaffen:**
Entfernen Sie unnötige Möbelstücke oder Dekorationen, die Stolperfallen darstellen könnten. Halten Sie die Wege in der Wohnung frei und sorgen Sie dafür, dass alle Bereiche gut beleuchtet sind. Vermeiden Sie Spiegel in Bereichen, in denen sie für Verwirrung sorgen könnten, da Menschen mit Demenz ihr eigenes Spiegelbild nicht immer erkennen und dadurch verängstigt werden können.

- **Rutschfeste Böden:**
Verwenden Sie rutschfeste Matten und Teppiche, um die Gefahr von Stürzen zu verringern. In Bereichen wie Küche und Bad ist es besonders wichtig, darauf zu achten, dass der Boden nicht rutschig ist. Sie können auch spezielle Antirutschböden installieren oder rutschfeste Aufkleber auf glatte Oberflächen anbringen.

- **Kennzeichnung und Beschilderung:**
Klare Beschilderungen an Türen und Schränken können dem Betroffenen helfen, sich im Haus besser zurechtzufinden. Beschriften Sie beispielsweise Schranktüren mit großen, gut lesbaren Etiketten oder verwenden Sie Symbole, um den Betroffenen auf den Inhalt hinzuweisen. Dies

kann dazu beitragen, Verwirrung zu
vermeiden und den Alltag zu erleichtern.

Sicherheit im Badezimmer

Das Badezimmer ist oft ein Ort, an dem besondere
Vorsichtsmaßnahmen getroffen werden müssen, da
hier das Risiko für Stürze oder Unfälle besonders
hoch ist.

- **Haltegriffe installieren:**
  Installieren Sie Haltegriffe in der Dusche und
  neben der Toilette, um den Betroffenen beim
  Aufstehen und Hinsetzen zu unterstützen.
  Diese einfachen Hilfsmittel können die
  Sicherheit im Badezimmer erheblich
  verbessern.
- **Duschsitze verwenden:**
  Ein Duschsitz bietet dem Demenzkranken
  die Möglichkeit, sich während des Duschens
  zu setzen, was das Risiko von Stürzen
  verringert. Außerdem kann das Duschen für
  beide Seiten angenehmer und weniger
  stressig gestaltet werden.
- **Temperaturkontrollen:**
  Stellen Sie sicher, dass das Wasser im
  Badezimmer nicht zu heiß wird.
  Demenzkranke haben oft Schwierigkeiten,
  die Temperatur richtig einzuschätzen, und

können sich leicht verbrühen. Ein Thermostat oder ein Temperaturbegrenzer an der Dusche und den Wasserhähnen kann verhindern, dass das Wasser eine gefährliche Temperatur erreicht.

- **Sicherer Zugang zur Toilette:** Sorgen Sie dafür, dass der Zugang zur Toilette leicht und sicher ist. Wenn der Betroffene Schwierigkeiten hat, die Toilette rechtzeitig zu finden, können Sie ein Nachtlicht installieren, das den Weg ins Badezimmer auch in der Nacht sichtbar macht.

Sicherheit in der Küche

Die Küche ist ein weiterer Bereich, in dem Vorsicht geboten ist, da hier viele potenzielle Gefahrenquellen wie heiße Herdplatten, scharfe Messer und Elektrogeräte lauern.

- **Gefährliche Geräte sichern:** Stellen Sie sicher, dass der Betroffene keinen Zugang zu gefährlichen Elektrogeräten wie Herd, Mikrowelle oder Toaster hat, wenn er unbeaufsichtigt ist. Es gibt spezielle Sicherheitsschalter, mit denen Geräte deaktiviert werden können, wenn sie nicht in Gebrauch sind. Alternativ können Sie

die Stromversorgung für diese Geräte
unterbrechen, wenn sie nicht gebraucht
werden.

- **Scharfe Gegenstände sicher
  aufbewahren:**
  Messer und andere scharfe Gegenstände
  sollten außer Reichweite des
  Demenzkranken aufbewahrt werden.
  Verwenden Sie abschließbare Schubladen
  oder Schränke, um den Zugang zu
  gefährlichen Werkzeugen zu verhindern.
- **Beschränkter Zugang zu bestimmten
  Lebensmitteln:**
  Manche Demenzkranke neigen dazu,
  ungenießbare oder abgelaufene
  Lebensmittel zu essen. Es kann hilfreich
  sein, den Zugang zum Kühlschrank oder zu
  Speisekammern einzuschränken, in denen
  verderbliche Lebensmittel aufbewahrt
  werden. Entfernen Sie Lebensmittel, die
  nicht mehr frisch sind, um Verwirrung und
  mögliche Gesundheitsrisiken zu vermeiden.

Sicherheit im Schlafbereich

Auch im Schlafzimmer kann es notwendig sein,
Sicherheitsmaßnahmen zu ergreifen, insbesondere
wenn der Demenzkranke nachts unruhig wird oder
dazu neigt, das Bett zu verlassen.

- **Bettschutzgitter:**
  In fortgeschrittenen Stadien der Demenz
  kann ein Bettschutzgitter nützlich sein, um
  zu verhindern, dass der Betroffene nachts
  aus dem Bett fällt. Solche Gitter können an
  den Seiten des Bettes angebracht werden,
  um zusätzliche Sicherheit zu bieten.
- **Nachtlichter installieren:**
  Viele Menschen mit Demenz haben
  Schwierigkeiten, sich nachts zu orientieren.
  Nachtlichter im Schlafzimmer und auf dem
  Weg ins Badezimmer können dazu
  beitragen, dass sich der Betroffene sicherer
  fühlt und das Risiko von Stürzen verringert
  wird.
- **Matratze mit niedrigem Profil:**
  Wenn der Betroffene dazu neigt, nachts aus
  dem Bett zu steigen, kann eine Matratze mit
  einem niedrigeren Profil die Sturzgefahr
  verringern. Falls Stürze auftreten, ist das
  Risiko schwerer Verletzungen geringer,
  wenn das Bett näher am Boden ist.

Sicherheit im Außenbereich

Wenn der Demenzkranke einen Garten oder
Balkon nutzt, sollten auch diese Bereiche auf
Sicherheit überprüft werden.

- **Sicherer Zugang zum Garten:**
Vergewissern Sie sich, dass der Zugang zum Garten sicher ist und der Demenzkranke nicht unbemerkt weglaufen kann. Einfache Maßnahmen wie ein Gartentor mit einem unauffälligen Verschluss oder das Anbringen von Bewegungssensoren, die das Haus beleuchten, können hilfreich sein.
- **Gefahrenquellen beseitigen:**
Entfernen Sie gefährliche Werkzeuge oder Chemikalien aus dem Garten. Auch Gartengeräte oder Gartenmöbel sollten sicher verstaut werden, damit der Betroffene nicht darüber stolpert oder sie versehentlich benutzt.
- **Weglaufen verhindern:**
Viele Demenzkranke neigen dazu, ohne Vorwarnung wegzugehen, was als „Weglauftendenz" bezeichnet wird. Um dies zu verhindern, können Sie spezielle Schlösser an Türen und Fenstern anbringen, die für den Betroffenen schwer zu öffnen sind, aber im Notfall leicht zugänglich bleiben.

Technologische Hilfsmittel zur Sicherheit

Es gibt eine Vielzahl von technologischen Hilfsmitteln, die die Sicherheit eines Demenzkranken erhöhen können. Diese Geräte bieten Angehörigen zusätzliche Unterstützung, insbesondere wenn sie nicht rund um die Uhr beim Betroffenen sein können.

- **Bewegungsmelder:**
  Bewegungsmelder können in bestimmten Bereichen des Hauses, wie im Flur oder im Badezimmer, installiert werden, um das Licht automatisch einzuschalten, wenn sich der Betroffene bewegt. Dies verringert das Risiko von Stürzen in dunklen Bereichen.
- **Ortungssysteme:**
  GPS-Ortungsgeräte, die der Demenzkranke als Armband oder in der Kleidung tragen kann, helfen Angehörigen, den Aufenthaltsort des Betroffenen zu überwachen, falls dieser das Haus verlässt. Diese Geräte bieten zusätzliche Sicherheit und erleichtern es, den Betroffenen schnell zu finden, falls er sich verirrt.
- **Notrufsysteme:**
  Notrufsysteme, die der Demenzkranke tragen kann, ermöglichen es ihm, im Falle eines Sturzes oder eines anderen Notfalls Hilfe zu rufen. Diese Geräte können einfach

zu bedienen sein und bieten den Angehörigen zusätzliche Sicherheit, besonders wenn der Demenzkranke alleine ist.

Unterstützung durch Fachkräfte

Es kann sinnvoll sein, sich bei der Sicherung des Hauses und der Pflege des Demenzkranken von Fachkräften beraten zu lassen. Pflegedienste, Ergotherapeuten oder Pflegeberatungsstellen können wertvolle Tipps geben, wie die Wohnung am besten an die Bedürfnisse des Betroffenen angepasst werden kann.

Zudem kann es hilfreich sein, regelmäßige Hausbesuche durch Fachkräfte zu organisieren, um sicherzustellen, dass der Demenzkranke in einer sicheren Umgebung lebt und alle notwendigen Maßnahmen getroffen wurden.

Zusammenfassung

Die Sicherheit eines Demenzkranken im Alltag zu gewährleisten, ist eine der größten Herausforderungen für pflegende Angehörige. Durch eine Kombination aus Anpassungen der Wohnumgebung, der Verwendung von Hilfsmitteln und der Schaffung einer sicheren Routine können viele Gefahren vermieden werden. Es ist wichtig, die Balance zwischen Sicherheit und dem Erhalt der Würde des Betroffenen zu finden. Jeder Mensch mit Demenz ist anders, und es erfordert Geduld und Flexibilität, um die besten Lösungen für die jeweilige Situation zu finden.

Kapitel 8: Ernährung und körperliche Gesundheit

Die richtige Ernährung und der Erhalt der körperlichen Gesundheit sind essenzielle Bestandteile der Pflege eines Demenzkranken. Mit dem Fortschreiten der Krankheit können Betroffene Schwierigkeiten haben, regelmäßig zu essen, oder verlieren sogar das Interesse an Nahrung. Essenszeiten können zu Herausforderungen werden, und es bedarf besonderer Sorgfalt, um sicherzustellen, dass der Demenzkranke ausreichend Nährstoffe erhält. In diesem Kapitel beleuchten wir, wie Angehörige eine gesunde Ernährung sicherstellen können und welche Schritte unternommen werden können, um die körperliche Gesundheit des Betroffenen zu fördern.

Warum die Ernährung bei Demenz eine Herausforderung ist

Menschen mit Demenz verlieren oft die Fähigkeit, ihren Appetit oder Durst richtig zu erkennen, oder sie vergessen einfach, zu essen oder zu trinken. In einigen Fällen entwickelt sich auch eine Vorliebe für bestimmte Nahrungsmittel, während andere gänzlich abgelehnt werden. Hinzu kommt, dass kognitive Beeinträchtigungen den Betroffenen daran hindern können, mit Besteck umzugehen oder die Reihenfolge von Essensritualen zu verstehen. Diese Schwierigkeiten können zu Mangelernährung oder Dehydration führen, die wiederum die Symptome der Demenz verschlimmern.

Strategien für eine ausgewogene Ernährung

Es gibt verschiedene Wege, um sicherzustellen, dass der Demenzkranke eine ausgewogene Ernährung erhält. Diese Strategien können dazu beitragen, das Essen angenehmer zu gestalten und sicherzustellen, dass der Betroffene genügend Nährstoffe erhält.

- **Regelmäßige Essenszeiten:**
  Feste Essenszeiten sind wichtig, um dem Betroffenen Orientierung zu geben und eine Routine aufzubauen. Wiederkehrende Rituale wie ein gemeinsames Frühstück oder

Abendessen schaffen Vertrautheit und
können helfen, den Appetit anzuregen.

- **Kleine, häufige Mahlzeiten:**
Viele Demenzkranke haben Schwierigkeiten,
große Mahlzeiten zu sich zu nehmen. Es
kann daher sinnvoll sein, stattdessen
mehrere kleinere Mahlzeiten über den Tag
verteilt anzubieten. Diese könnten aus leicht
verdaulichen und nahrhaften Snacks
bestehen, wie Obst, Joghurt oder
Vollkornbrot.

- **Fingerfood anbieten:**
Für Demenzkranke, die Schwierigkeiten
haben, Besteck zu benutzen, kann
Fingerfood eine gute Lösung sein.
Sandwiches, Gemüsesticks, Käsewürfel
oder Obststücke sind leicht zu greifen und zu
essen, ohne dass Besteck notwendig ist.
Dies fördert nicht nur die Selbstständigkeit,
sondern macht das Essen auch weniger
stressig.

- **Farbenfrohe und abwechslungsreiche
Gerichte:**
Bieten Sie abwechslungsreiche, farbenfrohe
Gerichte an, um das Interesse am Essen zu
wecken. Ein farbenfroher Teller mit
verschiedenen Gemüse- und Obstsorten

kann ansprechender sein und den Appetit anregen.

- **Vorlieben und Abneigungen respektieren:**
  Es ist wichtig, auf die Vorlieben des Demenzkranken einzugehen. Wenn der Betroffene bestimmte Nahrungsmittel ablehnt, ist es ratsam, alternative Optionen anzubieten. Gleichzeitig kann es sinnvoll sein, bekannte und beliebte Gerichte aus der Vergangenheit zu servieren, die dem Betroffenen vertraut sind.

Flüssigkeitszufuhr sicherstellen

Dehydration ist ein häufiges Problem bei Demenzkranken, da sie oft vergessen, zu trinken, oder nicht erkennen, wann sie Durst haben. Ein ausreichender Wasserkonsum ist jedoch entscheidend für die Gesundheit, da Flüssigkeitsmangel das Risiko von Verwirrtheit und anderen gesundheitlichen Problemen erhöht.

- **Regelmäßige Erinnerungen zum Trinken:**
  Bieten Sie dem Betroffenen regelmäßig Getränke an, auch wenn er nicht aktiv nach Wasser fragt. Kleine Gläser Wasser, Tee oder verdünnter Saft können dabei helfen, die Flüssigkeitszufuhr aufrechtzuerhalten. Vermeiden Sie koffeinhaltige Getränke am

späten Nachmittag und Abend, da diese das
Schlafverhalten stören können.

- **Wasserreiche Lebensmittel anbieten:**
Wenn der Betroffene Schwierigkeiten hat,
genug zu trinken, können wasserreiche
Lebensmittel wie Wassermelonen, Gurken,
Tomaten oder Suppen eine zusätzliche
Flüssigkeitsquelle sein. Auch Smoothies
oder Obstpürees können eine leckere
Möglichkeit sein, die Flüssigkeitsaufnahme
zu fördern.

- **Leicht zugängliche Getränke:**
Stellen Sie sicher, dass der Betroffene
jederzeit Zugang zu einem Getränk hat. Ein
Becher oder eine Wasserflasche in
Reichweite erinnert daran, regelmäßig zu
trinken. Leichte, ergonomische Becher, die
der Betroffene einfach halten kann,
erleichtern das Trinken.

Unterstützung bei der Nahrungsaufnahme

Mit dem Fortschreiten der Demenz kann es für den
Betroffenen immer schwieriger werden,
selbstständig zu essen. In diesen Fällen benötigen
sie zunehmend Unterstützung.

- **Sanfte Anleitung:**
Manche Menschen mit Demenz benötigen

nur eine sanfte Erinnerung, um weiter zu essen. Sie können den Betroffenen ermutigen, indem Sie ihm zeigen, wie man das Besteck hält, oder ihn daran erinnern, einen weiteren Bissen zu nehmen.

- **Physische Unterstützung:**
Wenn der Betroffene Schwierigkeiten hat, das Essen mit Besteck aufzunehmen, können Sie ihm helfen, indem Sie das Essen vorschneiden oder ihn beim Halten des Bestecks unterstützen. In fortgeschrittenen Stadien der Demenz kann es notwendig sein, den Betroffenen direkt zu füttern, wobei Sie stets auf eine ruhige und entspannte Atmosphäre achten sollten.

- **Geduld und Zeit:**
Menschen mit Demenz essen oft langsamer. Es ist wichtig, dem Betroffenen genügend Zeit zu geben, ohne ihn zu hetzen. Eine ruhige, stressfreie Umgebung ohne Ablenkungen kann dazu beitragen, dass sich der Betroffene auf das Essen konzentriert.

Spezielle diätetische Bedürfnisse

Mit zunehmendem Alter und durch die Demenzerkrankung können sich die diätetischen Bedürfnisse des Betroffenen verändern. Es ist wichtig, sicherzustellen, dass der Demenzkranke

alle notwendigen Nährstoffe erhält, um seine
körperliche Gesundheit zu fördern.

- **Protein und Ballaststoffe:**
  Eine ausgewogene Ernährung sollte
  ausreichend Protein und Ballaststoffe
  enthalten, um die Muskeln zu stärken und
  eine gesunde Verdauung zu unterstützen.
  Fleisch, Fisch, Hülsenfrüchte und
  Vollkornprodukte sind gute Quellen für diese
  Nährstoffe.
- **Kalzium und Vitamin D:**
  Mit zunehmendem Alter steigt das Risiko für
  Osteoporose und Knochenbrüche.
  Kalziumreiche Lebensmittel wie
  Milchprodukte oder angereicherte pflanzliche
  Milchalternativen sind wichtig, um die
  Knochengesundheit zu unterstützen. Auch
  Vitamin-D-Präparate oder regelmäßige
  Aufenthalte im Freien können dazu
  beitragen, den Vitamin-D-Spiegel zu
  erhöhen.
- **Vitamine und Mineralstoffe:**
  Ein Mangel an Vitaminen und Mineralstoffen
  kann sich negativ auf die Gesundheit und
  das Wohlbefinden des Demenzkranken
  auswirken. Frisches Obst und Gemüse
  sollten daher regelmäßig auf dem

Speiseplan stehen. Wenn der Betroffene Schwierigkeiten hat, diese in ausreichenden Mengen zu sich zu nehmen, kann es sinnvoll sein, Vitaminpräparate nach Rücksprache mit dem Arzt zu erwägen.

Förderung der körperlichen Gesundheit

Neben einer ausgewogenen Ernährung ist auch die körperliche Aktivität entscheidend für das Wohlbefinden eines Demenzkranken. Bewegung fördert die Durchblutung, stärkt die Muskulatur und trägt dazu bei, Verhaltenssymptome wie Unruhe zu lindern.

- **Tägliche Spaziergänge:**
  Selbst kurze Spaziergänge können viel bewirken. Sie fördern nicht nur die körperliche Gesundheit, sondern auch das emotionale Wohlbefinden. Zudem können Spaziergänge helfen, den Tag zu strukturieren und dem Betroffenen ein Gefühl der Normalität zu geben.
- **Einfache Übungen:**
  Es gibt eine Vielzahl von einfachen Übungen, die zu Hause durchgeführt werden können, um die Mobilität zu fördern. Dazu gehören Dehnübungen, leichtes Beinheben oder das Greifen und Halten von

Gegenständen. Auch sanfte Gymnastikübungen im Sitzen können die Beweglichkeit und Muskelkraft erhalten.

- **Gemeinsame Aktivitäten:**
Aktivitäten wie Gartenarbeit, Kochen oder das Falten von Wäsche können eine gute Möglichkeit sein, den Betroffenen körperlich aktiv zu halten und gleichzeitig das Gefühl der Selbstständigkeit zu fördern. Wichtig ist, dass die Tätigkeiten einfach und sicher sind und an die Fähigkeiten des Demenzkranken angepasst werden.

Zusammenarbeit mit Ärzten und Fachkräften

Um die körperliche Gesundheit eines Demenzkranken sicherzustellen, ist eine enge Zusammenarbeit mit Ärzten und Fachkräften wichtig. Regelmäßige Untersuchungen können helfen, gesundheitliche Probleme frühzeitig zu erkennen und anzugehen. Zudem können Ernährungsberater oder Pflegekräfte wertvolle Tipps geben, wie die Ernährung und die körperliche Aktivität des Betroffenen verbessert werden können.

- **Medikamente und Nahrungsergänzungsmittel:**
In einigen Fällen kann es notwendig sein,

bestimmte Nahrungsergänzungsmittel oder Medikamente einzunehmen, um Mängel auszugleichen oder das Wohlbefinden zu fördern. Diese sollten immer in Absprache mit einem Arzt verabreicht werden.

- **Kontrolle des Gewichts:**
  Es ist wichtig, das Gewicht des Betroffenen regelmäßig zu überprüfen, um sicherzustellen, dass er ausreichend isst und nicht ungewollt abnimmt. Ein plötzlicher Gewichtsverlust kann ein Zeichen für Ernährungsprobleme oder gesundheitliche Beschwerden sein.

Zusammenfassung

Die Aufrechterhaltung der richtigen Ernährung und körperlichen Gesundheit eines Demenzkranken ist eine zentrale Herausforderung, die jedoch mit Geduld und den richtigen Strategien bewältigt werden kann. Durch die Schaffung eines entspannten und sicheren Umfelds, in dem der Betroffene ermutigt wird, regelmäßig zu essen, zu trinken und sich zu bewegen, können viele gesundheitliche Probleme vermieden oder abgemildert werden. Die Unterstützung durch Fachkräfte und die enge Beobachtung der körperlichen Verfassung des Demenzkranken tragen dazu bei, dass er ein möglichst gesundes und würdevolles Leben führen kann.

Kapitel 9: Gedächtnisstützen und kognitive Förderung

Während Demenz fortschreitend das Gedächtnis und andere kognitive Fähigkeiten beeinträchtigt, gibt es Techniken und Hilfsmittel, die dabei helfen können, den Alltag für den Betroffenen erträglicher zu gestalten. Gedächtnisstützen und kognitive Förderung bieten Möglichkeiten, den Verfall der Fähigkeiten zu verlangsamen und dem Demenzkranken zu helfen, weiterhin ein aktiver Teil seines Umfelds zu bleiben. In diesem Kapitel werden wir verschiedene Strategien und Aktivitäten vorstellen, die die kognitive Leistung und die Lebensqualität verbessern können.

Warum kognitive Förderung wichtig ist

Auch wenn Demenz nicht geheilt werden kann, zeigen Studien, dass kognitive Förderung und stimulierende Aktivitäten den Krankheitsverlauf verlangsamen und die Lebensqualität verbessern können. Regelmäßige geistige Anregung hilft dabei, die kognitiven Fähigkeiten so lange wie möglich zu erhalten und dem Betroffenen das Gefühl zu geben, weiterhin aktiv und eingebunden zu sein.

Gedächtnisstützen und gezielte Aktivitäten können dem Demenzkranken helfen, sich besser zu orientieren, Informationen zu verarbeiten und sich an Alltagsaufgaben zu beteiligen. Diese Unterstützung trägt dazu bei, das Selbstwertgefühl zu stärken und die Angst oder Verwirrung zu verringern, die oft mit dem Verlust von Gedächtnis und Orientierung einhergehen.

Gedächtnisstützen im Alltag

Für Demenzkranke können visuelle, auditive oder physische Gedächtnisstützen helfen, den Alltag übersichtlicher und sicherer zu gestalten. Diese Hilfsmittel erleichtern es, sich an wichtige Dinge zu erinnern und fördern die Selbstständigkeit.

- **Beschriftungen und Bilder:**
  Die Verwendung von Beschriftungen und Bildern an Türen, Schränken oder in der Küche kann dem Demenzkranken helfen, sich leichter zurechtzufinden. Einfache, große Etiketten oder Piktogramme auf Schränken (z. B. ein Bild von Tellern auf dem Geschirrschrank) bieten Orientierungshilfen und fördern das selbstständige Handeln.
- **Kalender und Tagespläne:**
  Ein großformatiger Kalender oder Tagesplan an einem gut sichtbaren Ort, wie am

Kühlschrank oder an der Wand im Wohnzimmer, kann dabei helfen, sich an wichtige Termine oder den Tagesablauf zu erinnern. Der tägliche Überblick über anstehende Aktivitäten oder Besuche hilft dem Demenzkranken, sich zu orientieren und gibt ihm eine feste Struktur.

- **Digitale Erinnerungen:**
Moderne Technologien wie Sprachassistenten oder digitale Kalender können auch als Gedächtnisstützen dienen. Erinnerungen für Essenszeiten, Medikamenteneinnahme oder Arzttermine können über ein Smartphone oder Tablet eingestellt werden und dem Demenzkranken akustisch und visuell mitgeteilt werden.

- **Visuelle Uhr und Datum:**
Eine große, leicht lesbare Uhr mit Datumsanzeige kann dem Betroffenen helfen, den Überblick über Zeit und Tag zu behalten. Solche Hilfsmittel reduzieren Verwirrung und Unsicherheit und fördern das Gefühl von Kontrolle.

Aktivitäten zur Förderung des Gedächtnisses

Regelmäßige geistige Stimulation kann dazu beitragen, das Gedächtnis und die kognitive Leistungsfähigkeit des Demenzkranken zu erhalten.

Diese Aktivitäten sollten auf die Fähigkeiten des Betroffenen abgestimmt und in den Alltag integriert werden.

- **Biografiearbeit und Erinnerungspflege:** Das gemeinsame Anschauen von alten Fotos oder das Hören von Musik aus der Vergangenheit kann den Demenzkranken dazu anregen, sich an schöne Erinnerungen zu erinnern. Gespräche über frühere Ereignisse, Urlaubsreisen oder Familienfeste helfen, das Langzeitgedächtnis zu aktivieren und positive Emotionen hervorzurufen.
- **Spiele zur geistigen Aktivierung:** Spiele wie Memory, Puzzles oder einfache Quizfragen bieten eine angenehme Möglichkeit, das Gedächtnis zu trainieren. Spiele, die das Kurzzeitgedächtnis und die Konzentration fördern, können den kognitiven Abbau verlangsamen. Diese Spiele sollten leicht verständlich und ohne zu viele komplexe Regeln gestaltet sein.
- **Musik und Singen:** Musik hat eine besondere Wirkung auf Menschen mit Demenz. Bekannte Lieder können Erinnerungen wachrufen und das Wohlbefinden steigern. Gemeinsames Singen oder das Hören von Musik, die der

Demenzkranke aus seiner Jugend kennt, stimuliert das Gehirn und fördert gleichzeitig die emotionale Bindung zwischen Angehörigen und Betroffenem.

- **Kreative Tätigkeiten:**
Malen, Basteln oder einfache Handarbeiten fördern nicht nur die Kreativität, sondern auch die kognitiven Fähigkeiten. Diese Aktivitäten bieten eine beruhigende und sinnvolle Beschäftigung, die dem Demenzkranken das Gefühl gibt, weiterhin etwas Wertvolles zu schaffen.

Förderung der Aufmerksamkeit und Konzentration

Mit dem Fortschreiten der Demenz kann die Fähigkeit, sich auf Aufgaben zu konzentrieren, abnehmen. Es gibt jedoch Möglichkeiten, die Aufmerksamkeit des Demenzkranken zu fördern und Ablenkungen zu minimieren.

- **Kurze, klare Anweisungen:**
Verwenden Sie kurze, einfache Sätze, um Anweisungen zu geben. Komplexe Informationen überfordern den Demenzkranken oft. Statt mehrere Aufgaben gleichzeitig zu geben, sollte jede Aktivität in

kleine, leicht verständliche Schritte unterteilt
werden.

- **Reizüberflutung vermeiden:**
Eine ruhige, strukturierte Umgebung ohne
viele Ablenkungen kann dem
Demenzkranken helfen, sich besser zu
konzentrieren. Vermeiden Sie laute
Geräusche oder zu viele gleichzeitige Reize
(z. B. laufender Fernseher und Gespräch),
da dies die Aufmerksamkeit beeinträchtigen
kann.

- **Fokussierte Beschäftigung:**
Fördern Sie Aktivitäten, die die
Aufmerksamkeit auf eine Aufgabe lenken,
wie das Falten von Wäsche, das Sortieren
von Fotos oder das Aufräumen von
Schubladen. Diese Aufgaben bieten eine
klare Struktur und helfen dem Betroffenen,
sich auf eine Sache zu konzentrieren.

Soziale Interaktion und Kommunikation

Die Förderung der kognitiven Fähigkeiten geht
Hand in Hand mit sozialer Interaktion. Menschen
mit Demenz profitieren stark von regelmäßigen
Gesprächen und dem Austausch mit anderen.
Soziale Kontakte tragen nicht nur zur geistigen,
sondern auch zur emotionalen Gesundheit bei.

- **Gesprächsgruppen oder Tagespflege:**
  Regelmäßige Besuche von
  Tagespflegeeinrichtungen oder der
  Austausch mit anderen Betroffenen in
  Gesprächsgruppen können das soziale
  Leben des Demenzkranken bereichern und
  gleichzeitig die kognitiven Fähigkeiten
  stimulieren. Der Austausch von
  Erinnerungen oder das Erzählen von
  Geschichten fördern die Sprachfähigkeiten
  und das Gedächtnis.
- **Familiengespräche und gemeinsame
  Aktivitäten:**
  Regelmäßige Gespräche mit
  Familienmitgliedern, sei es persönlich oder
  über das Telefon, halten den
  Demenzkranken geistig aktiv. Auch
  gemeinsame Aktivitäten wie Spaziergänge,
  Kochen oder das Spielen von
  Gesellschaftsspielen fördern die
  Kommunikation und schaffen wertvolle,
  positive Momente.

Gedächtnisübungen für den Alltag

Neben spezifischen Aktivitäten zur kognitiven
Förderung gibt es viele einfache Übungen, die im

Alltag integriert werden können, um das Gedächtnis und die Konzentration zu stärken.

- **Wiederholung von Namen und Orten:** Helfen Sie dem Betroffenen, sich an die Namen von Menschen und Orten zu erinnern, indem Sie diese wiederholen. Wenn Sie einen Raum betreten, können Sie ihn auffordern, den Namen des Raumes zu nennen, oder wenn ein Familienmitglied zu Besuch kommt, den Namen der Person mehrmals erwähnen.
- **Tagesroutinen stärken:** Wiederholende Handlungen, wie das Zubereiten des Frühstücks oder das Aufräumen des Hauses, fördern das Gedächtnis und bieten Orientierung. Je mehr Routineaktivitäten in den Alltag integriert werden, desto einfacher kann der Demenzkranke diese Aufgaben weiterhin bewältigen.
- **Gebrauch von Erinnerungsfragen:** Stellen Sie einfache Fragen, die das Gedächtnis des Betroffenen herausfordern, ohne ihn zu überfordern. Zum Beispiel: „Erinnerst du dich, was wir heute Morgen gemacht haben?" oder „Weißt du, wer uns morgen besuchen wird?". Diese Fragen

fördern das Denken und können helfen, das
Kurzzeitgedächtnis zu stärken.

Technologische Hilfsmittel für kognitive Förderung

Moderne Technologien bieten zahlreiche
Möglichkeiten, um die kognitive Förderung zu
unterstützen und dem Demenzkranken zu helfen,
sich im Alltag besser zurechtzufinden.

- **Apps für Gedächtnistraining:**
  Es gibt eine Vielzahl von Apps, die speziell
  für Menschen mit Demenz entwickelt wurden
  und Gedächtnis- und
  Konzentrationsübungen bieten. Diese
  Anwendungen können auf Tablets oder
  Smartphones genutzt werden und bieten
  eine ansprechende Möglichkeit, das Gehirn
  zu stimulieren.
- **Interaktive Spiele:**
  Interaktive Computerspiele, die einfache
  Rätsel oder Puzzles enthalten, fördern das
  Denken und die Problemlösungsfähigkeiten.
  Diese Spiele sind oft farbenfroh und intuitiv
  gestaltet, was die Bedienung erleichtert.

Die Rolle der Angehörigen bei der kognitiven Förderung

Angehörige spielen eine wichtige Rolle bei der Förderung der kognitiven Fähigkeiten des Demenzkranken. Indem sie sich aktiv an Gesprächen, Spielen und Erinnerungsarbeit beteiligen, können sie dazu beitragen, das geistige Wohlbefinden des Betroffenen zu erhalten.

Es ist wichtig, Geduld und Verständnis zu zeigen, wenn der Demenzkranke Schwierigkeiten hat, sich zu erinnern oder sich auf eine Aufgabe zu konzentrieren. Die Förderung sollte immer sanft und einfühlsam geschehen, ohne Druck oder Überforderung. Selbst kleine Erfolge sind wertvoll und können das Selbstvertrauen des Betroffenen stärken.

Zusammenfassung

Gedächtnisstützen und kognitive Förderung bieten wertvolle Möglichkeiten, das Leben von Demenzkranken zu verbessern. Durch gezielte Aktivitäten, die das Gedächtnis anregen und die Konzentration fördern, können Angehörige dazu beitragen, den Krankheitsverlauf zu verlangsamen und dem Betroffenen ein höheres Maß an Selbstständigkeit zu ermöglichen. Die richtigen Hilfsmittel, Routinen und soziale Interaktionen sind entscheidend, um die kognitive Leistungsfähigkeit so lange wie möglich zu erhalten und das Wohlbefinden zu steigern.

Kapitel 10: Demenzgerechte Umgebung gestalten

Die Gestaltung einer demenzgerechten Umgebung ist ein wesentlicher Bestandteil der Pflege und hat einen großen Einfluss auf das Wohlbefinden und die Lebensqualität des Demenzkranken. Die Wohnumgebung sollte so gestaltet sein, dass sie Orientierung, Sicherheit und Komfort bietet, während gleichzeitig Überforderung und Verwirrung minimiert werden. Eine gut gestaltete Umgebung hilft nicht nur dem Demenzkranken, sich sicher und geborgen zu fühlen, sondern erleichtert auch die Pflege und Betreuung. In diesem Kapitel werden wir uns mit den verschiedenen Aspekten der Anpassung der Wohnumgebung befassen und praktische Tipps zur Umsetzung geben.

Die Bedeutung einer demenzfreundlichen Umgebung

Menschen mit Demenz haben oft Schwierigkeiten, ihre Umgebung zu verstehen und sich darin zurechtzufinden. Bekannte Orte und Gegenstände können plötzlich fremd erscheinen, und alltägliche Aufgaben werden zu Herausforderungen. Eine gut gestaltete Umgebung hilft, diesen Problemen entgegenzuwirken, indem sie Orientierung und Sicherheit bietet. Eine übersichtliche, strukturierte und beruhigende Umgebung kann dazu beitragen, Verwirrung zu reduzieren und dem Demenzkranken ein Gefühl von Kontrolle und Geborgenheit zu vermitteln.

Orientierungshilfen und visuelle Klarheit

Eine klare und übersichtliche Gestaltung der Wohnumgebung ist entscheidend für die Orientierung von Demenzkranken. Durch einfache visuelle Hilfsmittel kann der Demenzkranke besser verstehen, wo er sich befindet und wie er sich sicher durch den Raum bewegen kann.

- **Kontraste und Farben:**
  Farben und Kontraste können genutzt werden, um wichtige Bereiche hervorzuheben und Orientierung zu bieten. Beispielsweise kann eine kontrastreiche Farbe an den Türrahmen oder an den Lichtschaltern angebracht werden, um diese besser erkennbar zu machen. Auch unterschiedliche Bodenfarben in verschiedenen Räumen können zur Orientierung beitragen.

- **Beschriftungen und Symbole:**
Verwenden Sie Beschriftungen und Symbole
an Türen, Schränken und wichtigen
Gegenständen, um dem Demenzkranken zu
helfen, sich zurechtzufinden. Ein Bild von
einer Toilette an der Badezimmertür oder ein
Symbol für Lebensmittel an der
Kühlschranktür kann helfen, Verwirrung zu
vermeiden und den Betroffenen bei
alltäglichen Aufgaben zu unterstützen.

- **Beleuchtung:**
Eine gute Beleuchtung ist entscheidend, um
Unfälle zu vermeiden und die Orientierung
zu erleichtern. Verwenden Sie ausreichend
helle, aber nicht blendende Beleuchtung in
allen Bereichen des Hauses, insbesondere
in Fluren, auf Treppen und in der Nähe von
Türen. Nachtlichter in Schlafzimmern und
Fluren können helfen, den Weg zur Toilette
oder in andere Räume zu finden.

- **Uhren und Kalender:**
Große, gut lesbare Uhren und Kalender
können dem Demenzkranken helfen, sich
zeitlich zu orientieren. Eine Uhr mit
Datumsanzeige ist besonders nützlich, um
Verwirrung über den Tag oder die Tageszeit
zu reduzieren. Stellen Sie sicher, dass die

Uhren in gut sichtbaren Bereichen platziert sind.

Anpassungen in den verschiedenen Wohnbereichen

Jeder Raum im Haus hat spezielle Anforderungen, um sicher und demenzgerecht gestaltet zu werden. Von der Küche über das Badezimmer bis hin zum Schlafzimmer – jede Umgebung sollte so gestaltet werden, dass der Demenzkranke sich sicher und wohlfühlt.

- **Wohnzimmer:**
  Das Wohnzimmer sollte gemütlich und klar strukturiert sein. Verwenden Sie vertraute Möbel und Dekorationsgegenstände, um dem Betroffenen ein Gefühl von Vertrautheit zu geben. Vermeiden Sie überfüllte Regale oder zu viele Gegenstände, die zu Verwirrung führen könnten. Ein bequemer Sessel in der Nähe eines Fensters kann ein beruhigender Rückzugsort sein.
- **Küche:**
  Die Küche sollte sicher und leicht zugänglich gestaltet sein. Vermeiden Sie gefährliche Elektrogeräte oder scharfe Gegenstände, die für den Demenzkranken gefährlich sein könnten. Verwenden Sie transparente

Schränke oder beschriftete Schubladen, um dem Betroffenen das Auffinden von Geschirr und Lebensmitteln zu erleichtern. Einfache Geräte, wie ein Wasserkocher mit automatischer Abschaltung, können dazu beitragen, die Sicherheit zu gewährleisten.

- **Badezimmer:**
Das Badezimmer ist ein Bereich, der besondere Aufmerksamkeit erfordert. Installieren Sie rutschfeste Matten, Haltegriffe und möglicherweise einen Duschsitz, um das Risiko von Stürzen zu minimieren. Ein Thermostat, der die Wassertemperatur reguliert, verhindert, dass das Wasser zu heiß wird und Verbrennungen verursacht. Beschriften Sie die Armaturen, um den Demenzkranken dabei zu unterstützen, heiß und kalt richtig zu unterscheiden.
- **Schlafzimmer:**
Das Schlafzimmer sollte ein ruhiger, sicherer Raum sein, in dem der Demenzkranke sich entspannen kann. Verwenden Sie klare Strukturen, um den Raum übersichtlich zu gestalten, und achten Sie darauf, dass das Bett leicht zugänglich ist. Nachtlichter können helfen, nächtliche Orientierungslosigkeit zu verhindern.

Persönliche Gegenstände wie Familienfotos oder vertraute Dekorationen schaffen eine beruhigende Atmosphäre.

Sicherheitsmaßnahmen im gesamten Haus

Sicherheit ist ein zentraler Aspekt der Gestaltung einer demenzgerechten Umge- bung. Mit dem Fortschreiten der Krankheit steigt das Risiko für Unfälle, insbesondere Stürze. Durch präventive Maßnahmen können viele dieser Risiken minimiert werden.

- **Rutschfeste Böden:**
  Verwenden Sie rutschfeste Matten oder Teppiche, um das Risiko von Stürzen zu reduzieren. Vermeiden Sie lose Teppiche oder unebene Oberflächen, die Stolperfallen darstellen könnten.
- **Haltegriffe und Geländer:**
  Installieren Sie Haltegriffe an wichtigen Stellen im Haus, wie im Badezimmer, in der Nähe von Treppen oder an Wänden, an denen der Demenzkranke zusätzliche Unterstützung benötigen könnte. Stellen Sie sicher, dass Geländer an Treppen stabil und leicht zu greifen sind.
- **Verriegelungen und Sicherheitssysteme:**
  Wenn der Demenzkranke dazu neigt, das

Haus zu verlassen, ohne sich dessen bewusst zu sein, können spezielle Verriegelungen oder Sicherheitssysteme an Türen und Fenstern installiert werden. Einige Systeme können einen Alarm auslösen, wenn der Betroffene versucht, das Haus zu verlassen. Dies bietet zusätzliche Sicherheit, ohne die Bewegungsfreiheit unnötig einzuschränken.

- **Gefährliche Substanzen außer Reichweite halten:**
Medikamente, Reinigungsmittel und andere potenziell gefährliche Substanzen sollten außer Reichweite des Demenzkranken aufbewahrt werden. Verwenden Sie abschließbare Schränke oder bewahren Sie solche Gegenstände in Bereichen auf, die der Betroffene nicht leicht erreichen kann.

Schaffung einer beruhigenden Atmosphäre

Eine ruhige, stressfreie Umgebung ist für das Wohlbefinden von Menschen mit Demenz von großer Bedeutung. Eine Umgebung, die frei von übermäßigen Reizen und Lärm ist, trägt dazu bei, Ängste und Unruhe zu reduzieren.

- **Vermeidung von Lärm:**
Reduzieren Sie unnötigen Lärm, der den

Demenzkranken verwirren oder beunruhigen könnte. Vermeiden Sie es, den Fernseher oder das Radio gleichzeitig mit Gesprächen laufen zu lassen. Wenn Hintergrundgeräusche notwendig sind, sollte beruhigende Musik bevorzugt werden, die der Demenzkranke mag.

- **Beruhigende Farben und Dekorationen:** Verwenden Sie sanfte, beruhigende Farben an den Wänden und in der Dekoration. Farben wie Blau, Grün oder Pastelltöne haben eine beruhigende Wirkung und können helfen, Stress und Unruhe zu verringern. Auch Pflanzen oder Naturbilder können eine beruhigende Wirkung haben und das Wohlbefinden steigern.
- **Vertraute Gegenstände:** Vertraute Gegenstände aus der Vergangenheit können dazu beitragen, dass sich der Demenzkranke in seiner Umgebung wohler fühlt. Dies können Familienfotos, Lieblingsmöbel oder Erinnerungsstücke sein, die positive Assoziationen hervorrufen.

Förderung von Unabhängigkeit und Selbstständigkeit

Die Gestaltung einer demenzgerechten Umgebung sollte darauf abzielen, die Selbstständigkeit des

Demenzkranken so lange wie möglich zu erhalten. Indem Sie die Umgebung so anpassen, dass der Betroffene alltägliche Aufgaben sicher und eigenständig ausführen kann, fördern Sie sein Selbstwertgefühl und seine Unabhängigkeit.

- **Erleichterung der Alltagsaufgaben:**
  Stellen Sie sicher, dass alltägliche Aufgaben wie das Ankleiden, die Körperpflege oder das Zubereiten von Essen so einfach wie möglich sind. Verwenden Sie Kleidung mit einfachen Verschlüssen (z. B. Klettverschlüsse statt Knöpfen) und platzieren Sie häufig benötigte Gegenstände an gut erreichbaren Stellen.
- **Anpassung der Möbel:**
  Möbel sollten so angeordnet und gestaltet sein, dass sie dem Demenzkranken den Alltag erleichtern. Verwenden Sie stabile Stühle mit Armlehnen, die das Aufstehen erleichtern, und stellen Sie sicher, dass der Zugang zu Möbeln einfach und sicher ist.
- **Selbstständigkeit bei der Körperpflege:**
  Ermutigen Sie den Demenzkranken, so viel wie möglich selbst zu tun, auch wenn er dabei Unterstützung benötigt. Einfache Anpassungen wie rutschfeste Matten oder Haltegriffe im Badezimmer helfen ihm,

weiterhin selbstständig zu sein, ohne das Risiko von Unfällen einzugehen.

Zusammenarbeit mit Fachkräften

Es kann hilfreich sein, bei der Gestaltung einer demenzgerechten Umgebung die Unterstützung von Fachkräften wie Ergotherapeuten oder Pflegeberatern in Anspruch zu nehmen. Diese Experten können wertvolle Ratschläge geben, wie die Wohnumgebung am besten an die Bedürfnisse des Demenzkranken angepasst werden kann. Sie können auch dabei helfen, potenzielle Gefahrenquellen zu identifizieren und zu beseitigen.

Zusammenfassung

Die Gestaltung einer demenzgerechten Umgebung ist ein zentraler Bestandteil der Pflege und trägt maßgeblich dazu bei, das Leben des Demenzkranken sicherer und angenehmer zu machen. Durch klare Strukturen, visuelle Orientierungshilfen, Sicherheitsmaßnahmen und eine beruhigende Atmosphäre kann eine Umgebung geschaffen werden, die Verwirrung und Angst reduziert und gleichzeitig die Selbstständigkeit und das Wohlbefinden des Demenzkranken fördert. Angehörige sollten stets darauf achten, dass die Umgebung nicht nur sicher, sondern auch komfortabel und vertraut bleibt, um dem Demenzkranken ein würdevolles und erfülltes Leben zu ermöglichen.

Kapitel 11: Emotionale Unterstützung für den Erkrankten

Die Diagnose Demenz verändert nicht nur die kognitiven Fähigkeiten eines Menschen, sondern auch seine emotionale Welt. Für den Betroffenen ist der fortschreitende Verlust des Gedächtnisses, der Unabhängigkeit und der Kontrolle über das eigene Leben oft eine Quelle von Angst, Frustration und Trauer. Emotionale Unterstützung spielt daher eine entscheidende Rolle bei der Pflege von Demenzkranken. In diesem Kapitel werden wir Strategien und Ansätze untersuchen, wie Angehörige und Pflegende dem Erkrankten helfen können, sich emotional sicher und geborgen zu fühlen.

Die emotionale Welt von Demenzkranken

Mit dem Fortschreiten der Demenz können viele Betroffene Schwierigkeiten haben, ihre Emotionen auszudrücken oder zu kontrollieren. Gleichzeitig bleibt das emotionale Erleben oft lange Zeit erhalten, selbst wenn die kognitiven Fähigkeiten stark eingeschränkt sind. Viele Menschen mit Demenz erleben Verwirrung, Angst und Frustration, da sie nicht verstehen, warum sie sich oder ihre Umgebung nicht mehr erkennen. Diese Gefühle können zu emotionalen Ausbrüchen, Ängsten oder Rückzug führen.

Es ist wichtig zu erkennen, dass Demenzkranke weiterhin emotionale Unterstützung und Zuneigung benötigen, auch wenn sie dies nicht mehr auf die gleiche Weise wie früher ausdrücken können. Liebevolle Fürsorge, Geduld und Verständnis helfen, emotionale Sicherheit zu schaffen und dem Betroffenen ein Gefühl von Geborgenheit zu vermitteln.

Verständnis und Empathie zeigen

Eine der grundlegendsten Formen der emotionalen Unterstützung ist das Zeigen von Verständnis und Empathie. Es ist normal, dass Menschen mit Demenz Stimmungsschwankungen erleben oder sich irrational verhalten. Für Angehörige und Pflegende kann dies herausfordernd sein, aber es ist wichtig, geduldig zu bleiben und den Betroffenen nicht zu kritisieren oder zu korrigieren.

- **Vermeidung von Konfrontationen:**
  Wenn der Demenzkranke etwas Falsches

sagt oder sich in einer Situation unlogisch verhält, sollte man versuchen, Konfrontationen zu vermeiden. Statt ihn zu korrigieren, kann es oft hilfreicher sein, seine Gefühle anzuerkennen und ihn zu beruhigen. Zum Beispiel, wenn er darauf besteht, dass er zur Arbeit gehen muss (obwohl er längst im Ruhestand ist), könnte man sagen: „Wir kümmern uns später darum. Lass uns erst mal entspannen."

*   **Akzeptanz der Realität des Betroffenen:** Es ist wichtig, die Realität des Demenzkranken zu akzeptieren, auch wenn sie sich von der objektiven Realität unterscheidet. In vielen Fällen leben Demenzkranke teilweise in der Vergangenheit oder vermischen Erinnerungen aus verschiedenen Lebensabschnitten. Statt auf die „richtige" Realität zu bestehen, kann es oft hilfreicher sein, den Betroffenen in seiner Wahrnehmung zu unterstützen.

Förderung des emotionalen Wohlbefindens

Neben dem Verständnis und der Empathie gibt es konkrete Strategien, um das emotionale Wohlbefinden eines Demenzkranken zu fördern. Positive Erlebnisse und Aktivitäten, die Freude bereiten, können helfen, negative Emotionen zu reduzieren und das Selbstwertgefühl zu stärken.

- **Ermutigung durch Lob:**
  Auch kleine Erfolge sollten gelobt und gewürdigt werden. Positive Rückmeldungen, wie „Das hast du gut gemacht" oder „Ich bin stolz auf dich", können das Selbstwertgefühl des Betroffenen stärken und ihm das Gefühl geben, dass er noch in der Lage ist, etwas zu bewirken.
- **Musik und Erinnerungen:**
  Musik hat eine starke emotionale Wirkung auf Menschen mit Demenz und kann positive Erinnerungen hervorrufen. Das Hören von vertrauten Liedern aus der Jugend oder von Lieblingsmusik kann beruhigend wirken und das Wohlbefinden steigern. Oft erinnern sich Demenzkranke noch lange an Lieder oder Melodien, selbst wenn sie andere Dinge vergessen haben.
- **Sinnvolle Aktivitäten:**
  Aktivitäten, die dem Demenzkranken Freude bereiten und ihm ein Gefühl der Sinnhaftigkeit geben, sind ebenfalls förderlich für das emotionale Wohlbefinden. Dies können einfache Tätigkeiten wie Gartenarbeit, Kochen, Basteln oder das

Anschauen von Fotoalben sein. Solche Aktivitäten bieten dem Betroffenen die Möglichkeit, aktiv zu bleiben und positive Emotionen zu erleben.

Umgang mit Angst und Verwirrung

Viele Demenzkranke erleben Phasen der Angst oder Verwirrung, insbesondere wenn sie sich in einer ungewohnten Umgebung befinden oder eine Situation nicht verstehen. Diese Gefühle können sich in Form von Unruhe, Weinen, Aggression oder Rückzug äußern. Es ist wichtig, diesen Emotionen mit Verständnis und beruhigenden Maßnahmen zu begegnen.

- **Schaffung einer beruhigenden Umgebung:**
  Eine ruhige, vertraute Umgebung kann helfen, Angst und Verwirrung zu reduzieren. Vermeiden Sie laute Geräusche oder hektische Aktivitäten, die den Demenzkranken überfordern könnten. Ein ruhiger Raum mit sanfter Beleuchtung, beruhigender Musik und vertrauten Gegenständen kann viel dazu beitragen, dass sich der Betroffene sicherer fühlt.
- **Sanfte Berührung und Zuneigung:**
  Berührung ist eine wichtige Form der

Kommunikation, insbesondere für Menschen mit Demenz. Eine liebevolle Umarmung, das Halten der Hand oder sanfte Streicheleinheiten können Trost spenden und beruhigend wirken, besonders in Momenten der Verwirrung oder Angst.

- **Rituale und Routinen:**
Feste Rituale und Routinen helfen, dem Tag Struktur zu geben und Verwirrung zu verringern. Indem man tägliche Abläufe wiederholt, wie das gemeinsame Frühstück oder einen Spaziergang nach dem Mittagessen, kann der Demenzkranke eine gewisse Sicherheit gewinnen und sich auf vertraute Ereignisse einstellen.

Bewältigung von Frustration und Aggression

Frustration ist eine häufige Emotion bei Menschen mit Demenz, da sie oft erkennen, dass sie etwas nicht mehr tun können, was früher selbstverständlich war. Diese Frustration kann sich in Form von Aggression oder Wut äußern, die sich sowohl gegen sich selbst als auch gegen andere richten kann.

- **Ruhe bewahren:**
Wenn der Demenzkranke frustriert oder aggressiv wird, ist es wichtig, selbst ruhig zu

bleiben. Ein ruhiger Tonfall und sanfte Worte können helfen, die Situation zu deeskalieren. Vermeiden Sie es, den Betroffenen zu kritisieren oder mit ihm zu streiten. Es ist oft hilfreich, die Aufmerksamkeit auf eine andere, weniger stressige Aktivität zu lenken.

- **Erkennen von Auslösern:** Versuchen Sie, die Auslöser für Frustration oder Aggression zu identifizieren. Oft sind es Situationen, die den Demenzkranken überfordern oder ihm das Gefühl geben, die Kontrolle zu verlieren. Wenn Sie diese Auslöser kennen, können Sie vorbeugende Maßnahmen ergreifen, um solche Situationen zu vermeiden oder besser darauf zu reagieren.
- **Geduld und Verständnis:** Zeigen Sie Verständnis für die Frustration des Demenzkranken. Lassen Sie ihn wissen, dass es in Ordnung ist, sich frustriert zu fühlen, und bieten Sie ihm Trost an. Manchmal reicht es schon, wenn Sie ihm signalisieren, dass er nicht alleine ist und dass Sie ihn unterstützen.

Förderung von positiven Emotionen

Positivität und Freude können eine wichtige Rolle spielen, um das emotionale Wohlbefinden des Demenzkranken zu verbessern. Indem man auf positive Erlebnisse und angenehme Aktivitäten fokussiert, kann man dazu beitragen, die Stimmung zu heben und negative Gefühle zu reduzieren.

- **Humor im Alltag:**
  Humor ist eine kraftvolle Ressource, um mit schwierigen Situationen umzugehen. Ein gemeinsames Lachen oder das Erzählen einer lustigen Geschichte kann helfen, Spannungen abzubauen und positive Emotionen hervorzurufen. Dabei sollten Sie jedoch immer darauf achten, den Betroffenen nicht zu überfordern oder in Verlegenheit zu bringen.
- **Freude an kleinen Dingen:**
  Kleine Freuden des Alltags, wie das Genießen eines Lieblingsgerichts, das Ansehen eines schönen Sonnenuntergangs oder das Streicheln eines Haustiers, können viel dazu beitragen, die Stimmung zu verbessern. Solche Momente sollten bewusst wahrgenommen und genossen werden.
- **Wertschätzung und Liebe ausdrücken:**
  Auch wenn der Demenzkranke

möglicherweise Schwierigkeiten hat, seine Gefühle zu kommunizieren, bleibt das Bedürfnis nach Zuneigung und Liebe bestehen. Zeigen Sie ihm regelmäßig, wie wichtig er Ihnen ist, sei es durch Worte, Gesten oder kleine Aufmerksamkeiten.

Unterstützung durch Fachkräfte

Manchmal kann es sinnvoll sein, professionelle Unterstützung in Anspruch zu nehmen, um den emotionalen Bedürfnissen des Demenzkranken gerecht zu werden. Psychologische Beratung, Musiktherapie oder Kunsttherapie können helfen, emotionale Spannungen abzubauen und positive Emotionen zu fördern.

Auch der Austausch mit anderen Angehörigen oder das Hinzuziehen von Pflegekräften oder Therapeuten kann wertvolle Unterstützung bieten, insbesondere wenn es um den Umgang mit schwierigen emotionalen Situationen geht.

Zusammenfassung

Emotionale Unterstützung ist ein wesentlicher Bestandteil der Pflege von Demenzkranken. Indem Angehörige Verständnis, Geduld und Empathie zeigen, können sie dazu beitragen, das emotionale

Wohlbefinden des Betroffenen zu fördern und ihm ein Gefühl von Sicherheit und Geborgenheit zu geben. Durch beruhigende Maßnahmen, positive Erlebnisse und liebevolle Zuwendung wird es möglich, Ängste, Verwirrung und Frustration zu lindern und den Demenzkranken in seiner emotionalen Welt zu begleiten. Die Schaffung einer emotional stabilen Umgebung ist entscheidend, um das Wohlbefinden und die Lebensqualität des Betroffenen zu erhalten.

Kapitel 12: Pflege der mentalen Gesundheit von Angehörigen

Die Pflege eines Demenzkranken ist eine anspruchsvolle und oft belastende Aufgabe. Angehörige, die diese Verantwortung übernehmen, stehen nicht nur vor praktischen Herausforderungen, sondern auch vor großen emotionalen und mentalen Belastungen. Es ist wichtig zu erkennen, dass die Pflege eines geliebten Menschen zwar erfüllend sein kann, aber auch zu Erschöpfung, Stress und emotionalem Burnout führen kann. In diesem Kapitel geht es um die mentale Gesundheit der pflegenden Angehörigen und wie sie sich selbst schützen und stärken können, um die Belastungen der Pflege langfristig zu bewältigen.

Die emotionale Belastung der Pflege

Pflegende Angehörige übernehmen oft eine Vielzahl von Aufgaben, von der körperlichen Unterstützung des Demenzkranken bis hin zur emotionalen Begleitung. Diese Verantwortung kann überwältigend sein, insbesondere wenn sie über einen längeren Zeitraum hinweg getragen wird. Zu den häufigsten emotionalen Belastungen zählen:

- **Gefühle der Erschöpfung:**
  Die ständige Pflege kann zu körperlicher und emotionaler Erschöpfung führen. Viele pflegende Angehörige berichten, dass sie wenig Zeit für sich selbst haben und sich ständig im Einsatz fühlen.
- **Schuldgefühle:**
  Es ist nicht ungewöhnlich, dass sich pflegende Angehörige schuldig fühlen, wenn sie das Gefühl haben, nicht genug zu tun, ungeduldig sind oder sich wünschen, dass die Situation anders wäre. Diese Schuldgefühle können besonders belastend sein, wenn man sich selbst zu hohe Erwartungen setzt.
- **Traurigkeit und Trauer:**
  Der Verlust der kognitiven Fähigkeiten eines geliebten Menschen ist oft ein schmerzhafter Prozess. Viele Angehörige erleben

Traurigkeit und Trauer, da sie das Gefühl haben, den Menschen, den sie kennen und lieben, nach und nach zu verlieren, auch wenn er noch körperlich anwesend ist.

- **Isolation:**
Pflegende Angehörige ziehen sich oft aus sozialen Aktivitäten zurück, weil sie sich ganz auf die Pflege konzentrieren. Dies kann zu Einsamkeit und sozialer Isolation führen, die die emotionale Belastung weiter verstärken.

- **Angst und Unsicherheit:**
Die Zukunft ist oft ungewiss, und viele Angehörige sorgen sich um den weiteren Verlauf der Krankheit und wie sie die Pflege weiterhin bewältigen können. Diese Unsicherheiten können zu Ängsten und Sorgen führen, die den Alltag belasten.

Selbstfürsorge als Priorität

Selbstfürsorge ist kein Luxus, sondern eine Notwendigkeit für pflegende Angehörige. Nur wenn sie selbst physisch und emotional gesund bleiben, können sie die anspruchsvolle Aufgabe der Pflege bewältigen. Selbstfürsorge bedeutet, sich regelmäßig Zeit für sich selbst zu nehmen, auf die eigene Gesundheit zu achten und Unterstützung zu suchen, wenn sie benötigt wird.

- **Regelmäßige Pausen einplanen:**
  Es ist wichtig, sich bewusst Auszeiten zu
  nehmen, um neue Energie zu tanken. Dies
  können kurze Momente der Entspannung im
  Alltag sein, wie das Lesen eines Buches, ein
  Spaziergang oder das Hören von Musik.
  Selbst kleine Pausen können einen großen
  Unterschied machen.
- **Gesunde Lebensweise beibehalten:**
  Achten Sie auf eine ausgewogene
  Ernährung, regelmäßige Bewegung und
  ausreichenden Schlaf. Oft wird die eigene
  Gesundheit vernachlässigt, wenn die Pflege
  eines anderen Menschen im Vordergrund
  steht. Doch die physische Gesundheit ist die
  Grundlage für die mentale Stärke.
- **Emotionale Auszeit nehmen:**
  Es ist wichtig, sich emotional zu entlasten,
  indem man über die eigenen Gefühle spricht.
  Dies kann mit Freunden, Familienmitgliedern
  oder einem Therapeuten geschehen.
  Regelmäßige Gespräche helfen, die eigene
  emotionale Last zu verarbeiten und
  Perspektiven zu gewinnen.

Unterstützung durch andere annehmen

Viele pflegende Angehörige fühlen sich, als
müssten sie die Pflege alleine bewältigen. Doch

Unterstützung zu suchen und anzunehmen, ist kein Zeichen von Schwäche, sondern von Selbstfürsorge. Es gibt viele Wege, Unterstützung zu erhalten:

- **Familie und Freunde einbeziehen:** Sprechen Sie offen mit Ihrer Familie und Ihren Freunden über Ihre Belastungen und Ihre Bedürfnisse. Oft sind Menschen bereit, zu helfen, wissen aber nicht, wie sie es am besten tun können. Bitten Sie um konkrete Hilfe, sei es beim Einkaufen, bei der Betreuung des Demenzkranken oder einfach als emotionaler Beistand.
- **Professionelle Hilfe in Anspruch nehmen:** Es gibt verschiedene professionelle Dienste, die pflegende Angehörige unterstützen können, wie Pflegedienste, Tagespflegeeinrichtungen oder Kurzzeitpflege. Diese Angebote ermöglichen es, sich regelmäßige Pausen zu gönnen und die Verantwortung zeitweise abzugeben, um sich zu erholen.
- **Selbsthilfegruppen und Beratungsstellen:** Der Austausch mit anderen Menschen, die in einer ähnlichen Situation sind, kann sehr hilfreich sein. Selbsthilfegruppen bieten die Möglichkeit, über Herausforderungen zu

sprechen und voneinander zu lernen. Viele
Angehörige finden Trost darin, zu wissen,
dass sie nicht alleine sind und dass andere
ähnliche Gefühle und Belastungen erleben.

Den eigenen Erwartungen begegnen

Pflegende Angehörige setzen sich oft selbst unter
Druck, alles perfekt zu machen. Es ist wichtig,
realistische Erwartungen an sich selbst zu haben
und zu akzeptieren, dass es in der Pflege von
Demenzkranken schwierige Tage gibt, an denen
nicht alles reibungslos verläuft.

- **Perfektion loslassen:**
  Niemand ist perfekt, und es ist in Ordnung,
  Fehler zu machen oder sich überfordert zu
  fühlen. Die Pflege eines Demenzkranken ist
  eine anspruchsvolle Aufgabe, und es gibt
  keine „richtige" Art und Weise, sie zu
  bewältigen. Was zählt, ist, dass Sie Ihr
  Bestes geben.
- **Grenzen setzen:**
  Es ist wichtig, die eigenen Grenzen zu
  erkennen und zu akzeptieren. Wenn Sie das
  Gefühl haben, dass Sie an Ihre physischen
  oder emotionalen Grenzen stoßen, ist es
  Zeit, Hilfe zu suchen. Niemand kann alles

alleine bewältigen, und es ist kein Zeichen von Schwäche, sich Unterstützung zu holen.

- **Selbstmitgefühl entwickeln:**
Üben Sie sich in Selbstmitgefühl, indem Sie sich selbst genauso freundlich und verständnisvoll behandeln, wie Sie es bei einem guten Freund tun würden. Seien Sie geduldig mit sich selbst und erkennen Sie an, dass Sie eine sehr schwierige Aufgabe übernommen haben.

Strategien zur Stressbewältigung

Stress ist ein unvermeidbarer Teil der Pflege, aber es gibt Strategien, um besser damit umzugehen und das Risiko eines Burnouts zu verringern.

- **Atemübungen und Meditation:**
Regelmäßige Atemübungen oder Meditation können helfen, Stress abzubauen und einen klaren Kopf zu bewahren. Schon wenige Minuten bewusster Atmung können dazu beitragen, die innere Ruhe wiederzufinden.
- **Zeit für Hobbys und Interessen:**
Auch wenn die Zeit knapp ist, ist es wichtig, sich Zeit für Dinge zu nehmen, die Ihnen Freude bereiten. Hobbys oder kreative Tätigkeiten, wie Lesen, Malen oder das

Hören von Musik, können helfen, den Stress
des Pflegealltags auszugleichen.
- **Akzeptanz des Unveränderlichen:**
  Akzeptanz ist eine wichtige Fähigkeit, um mit
  der Realität der Demenz und den eigenen
  Emotionen umzugehen. Viele Dinge können
  nicht geändert werden, aber es ist möglich,
  die eigene Haltung gegenüber der Situation
  zu verändern. Akzeptanz bedeutet nicht,
  aufzugeben, sondern zu erkennen, dass es
  Dinge gibt, die außerhalb der eigenen
  Kontrolle liegen.

Umgang mit Schuldgefühlen und Trauer

Es ist normal, als pflegender Angehöriger
Schuldgefühle oder Trauer zu empfinden,
besonders wenn man das Gefühl hat, nicht genug
zu tun oder den geliebten Menschen allmählich zu
verlieren. Diese Gefühle sind Teil des Prozesses,
aber es ist wichtig, Wege zu finden, damit
umzugehen.

- **Schuldgefühle hinterfragen:**
  Fragen Sie sich, ob Ihre Schuldgefühle
  wirklich gerechtfertigt sind. Oft sind sie das
  Ergebnis von unrealistischen Erwartungen
  an sich selbst. Erkennen Sie an, dass Sie
  alles tun, was in Ihrer Macht steht, und dass

es in Ordnung ist, auch um Hilfe zu bitten oder sich Auszeiten zu nehmen.

- **Trauer zulassen:**
  Der Verlust eines geliebten Menschen, auch wenn er noch physisch anwesend ist, ist eine Form der Trauer. Es ist wichtig, sich selbst zu erlauben, diese Trauer zu fühlen und nicht zu unterdrücken. Sprechen Sie über Ihre Gefühle mit anderen, sei es in einer Selbsthilfegruppe, mit einem Therapeuten oder mit Freunden.

Die Bedeutung von positiven Momenten

Auch wenn die Pflege eines Demenzkranken oft schwierig ist, gibt es immer wieder positive Momente, die Freude und Erfüllung bringen können. Diese Momente sollten bewusst wahrgenommen und geschätzt werden, denn sie helfen, die emotionale Belastung zu verringern.

- **Bewusstsein für kleine Erfolge:**
  Es ist wichtig, kleine Erfolge und positive Entwicklungen zu erkennen und zu feiern. Vielleicht hat der Demenzkranke an einem Tag besonders gut gegessen oder ein Lächeln gezeigt, das Ihnen Freude bereitet hat. Solche Momente sind wertvoll und geben Kraft.

- **Dankbarkeit praktizieren:**
Das bewusste Praktizieren von Dankbarkeit,
auch für die kleinen Dinge, kann helfen, die
eigene Perspektive zu verändern. Indem
man sich auf das konzentriert, was gut läuft
oder was einem Freude bereitet, kann man
die emotionale Belastung besser
ausbalancieren.

Zusammenfassung

Die Pflege eines Demenzkranken ist eine der
anspruchsvollsten Aufgaben, die ein Angehöriger
übernehmen kann. Es ist entscheidend, dass
pflegende Angehörige auf ihre eigene mentale und
physische Gesundheit achten, indem sie
regelmäßige Pausen einplanen, Unterstützung
annehmen und sich selbst mit Freundlichkeit und
Mitgefühl begegnen. Indem sie ihre eigenen
Grenzen respektieren und sich Zeit für Erholung
und positive Erlebnisse nehmen, können sie die
Herausforderung der Pflege langfristig meistern und
gleichzeitig ihre eigene Gesundheit bewahren.

Kapitel 13: Rechtliche und finanzielle Aspekte

Neben den emotionalen und praktischen
Herausforderungen der Demenzpflege sind auch

rechtliche und finanzielle Fragen von großer Bedeutung. Die Krankheit führt oft dazu, dass der Betroffene nicht mehr in der Lage ist, eigenständig Entscheidungen zu treffen oder seine Finanzen zu verwalten. Es ist daher wichtig, frühzeitig Maßnahmen zu ergreifen, um sicherzustellen, dass die rechtlichen und finanziellen Interessen des Demenzkranken geschützt sind. In diesem Kapitel werden wir die wichtigsten rechtlichen und finanziellen Aspekte beleuchten und aufzeigen, wie Angehörige diese Themen angehen können.

Die Bedeutung der rechtlichen Vorsorge

Demenz ist eine fortschreitende Erkrankung, bei der der Betroffene mit der Zeit immer weniger in der Lage ist, eigenständige Entscheidungen zu treffen. Aus diesem Grund ist es wichtig, rechtliche Vorkehrungen zu treffen, solange der Demenzkranke noch fähig ist, über seine Angelegenheiten zu entscheiden. Diese Vorkehrungen schützen sowohl den Betroffenen als auch seine Angehörigen und stellen sicher, dass in seinem Sinne gehandelt wird.

- **Vorsorgevollmacht:**
  Eine Vorsorgevollmacht ermöglicht es einer vertrauenswürdigen Person, Entscheidungen im Namen des Demenzkranken zu treffen,

wenn dieser dazu nicht mehr in der Lage ist. Dies betrifft sowohl finanzielle Angelegenheiten als auch Fragen der Gesundheitsversorgung. Die Person, die die Vollmacht erhält, sollte sorgfältig ausgewählt werden, da sie große Verantwortung trägt.

- **Betreuungsverfügung:**
  Falls keine Vorsorgevollmacht vorhanden ist, kann ein Gericht eine Betreuungsperson bestimmen. Um sicherzustellen, dass diese Person den Wünschen des Demenzkranken entspricht, kann eine Betreuungsverfügung erstellt werden. In dieser Verfügung kann der Betroffene festlegen, wer als rechtlicher Betreuer eingesetzt werden soll, falls er nicht mehr in der Lage ist, selbst zu entscheiden.

- **Patientenverfügung:**
  Eine Patientenverfügung regelt medizinische Entscheidungen, wenn der Demenzkranke nicht mehr in der Lage ist, selbst darüber zu entscheiden. In der Verfügung kann festgelegt werden, welche medizinischen Maßnahmen gewünscht oder abgelehnt werden, beispielsweise lebensverlängernde Maßnahmen oder Schmerztherapien. Dies gibt den Angehörigen und Ärzten klare Richtlinien und hilft, schwierige

Entscheidungen im Sinne des Betroffenen zu treffen.

Finanzielle Planung und Unterstützung

Die Pflege eines Demenzkranken kann mit erheblichen finanziellen Kosten verbunden sein. Es ist wichtig, frühzeitig eine finanzielle Planung vorzunehmen, um sicherzustellen, dass der Betroffene die notwendige Pflege erhält und gleichzeitig seine finanziellen Mittel geschützt werden. Hier sind einige wichtige Aspekte, die berücksichtigt werden sollten:

- **Pflegegrad beantragen:**
  Menschen mit Demenz haben Anspruch auf Leistungen der Pflegeversicherung. Dazu muss ein Antrag auf Einstufung in einen Pflegegrad gestellt werden. Ein Gutachter des Medizinischen Dienstes der Krankenversicherung (MDK) bewertet den Gesundheitszustand des Betroffenen und stuft ihn in einen von fünf Pflegegraden ein. Je nach Pflegegrad stehen unterschiedliche finanzielle Hilfen zur Verfügung, wie Pflegegeld, Sachleistungen oder Zuschüsse für die Betreuung in einer Pflegeeinrichtung.
- **Pflegegeld und Pflegesachleistungen:**
  Pflegegeld wird gezahlt, wenn die Pflege

durch Angehörige oder Freunde erfolgt, während Pflegesachleistungen genutzt werden können, wenn professionelle Pflegedienste in Anspruch genommen werden. Es ist auch möglich, eine Kombination aus beiden Leistungen zu erhalten. Diese Unterstützung kann dabei helfen, die finanziellen Belastungen der Pflege zu mindern.

- **Zuschüsse für Wohnraumanpassungen:** Um die Wohnung des Demenzkranken sicherer zu gestalten, können Zuschüsse für notwendige Umbaumaßnahmen wie den Einbau von Haltegriffen, rutschfesten Böden oder Treppenliften beantragt werden. Diese Zuschüsse können dazu beitragen, dass der Betroffene so lange wie möglich zu Hause bleiben kann.

- **Pflegehilfsmittel:** Die Pflegeversicherung übernimmt auch die Kosten für bestimmte Pflegehilfsmittel, die den Alltag des Demenzkranken und der pflegenden Angehörigen erleichtern. Dazu gehören beispielsweise Pflegebetten, Inkontinenzprodukte oder spezielle Esshilfen.

Sozialrechtliche Unterstützung

Neben der Pflegeversicherung gibt es weitere soziale Sicherungssysteme, die pflegenden Angehörigen und Demenzkranken finanzielle Unterstützung bieten. Es ist wichtig, sich über die verschiedenen Möglichkeiten zu informieren, um die bestmögliche Unterstützung zu erhalten.

- **Entlastungsbetrag:**
  Pflegebedürftige, die zu Hause betreut werden, haben Anspruch auf einen monatlichen Entlastungsbetrag, der für Betreuungs- und Entlastungsleistungen genutzt werden kann. Dieser Betrag kann beispielsweise für Haushaltshilfen, Alltagsbegleiter oder Angebote der Tagespflege verwendet werden.
- **Verhinderungspflege:**
  Wenn pflegende Angehörige vorübergehend ausfallen, zum Beispiel wegen Krankheit oder Urlaub, kann die Verhinderungspflege in Anspruch genommen werden. Die Pflegeversicherung übernimmt in diesem Fall die Kosten für eine Ersatzpflegeperson oder einen Pflegedienst.
- **Kurzzeitpflege:**
  Wenn eine vorübergehende Pflege in einer stationären Einrichtung notwendig wird, kann die Kurzzeitpflege genutzt werden. Diese

Form der Pflege kann beispielsweise nach einem Krankenhausaufenthalt oder in Notfällen in Anspruch genommen werden.

Rechtliche Unterstützung und Beratung

Da die rechtlichen und finanziellen Aspekte der Demenzpflege komplex sein können, ist es oft ratsam, professionelle Unterstützung in Anspruch zu nehmen. Es gibt verschiedene Beratungsstellen und Fachleute, die Angehörige dabei unterstützen können, die richtigen Entscheidungen zu treffen und die notwendigen Anträge zu stellen.

- **Pflegeberatungsstellen:**
  Viele Krankenkassen und soziale Einrichtungen bieten Pflegeberatungen an, die Angehörigen helfen, sich über die verschiedenen finanziellen und rechtlichen Möglichkeiten zu informieren. Diese Beratungsstellen unterstützen auch bei der Antragstellung für Pflegeleistungen und bieten Orientierungshilfen im Dschungel der Bürokratie.
- **Anwälte für Betreuungsrecht:**
  Ein Anwalt für Betreuungsrecht kann dabei helfen, rechtliche Vorkehrungen wie die Erstellung einer Vorsorgevollmacht, Patientenverfügung oder

Betreuungsverfügung zu treffen. Er kann auch unterstützen, wenn es um die rechtliche Vertretung des Demenzkranken geht, etwa im Rahmen einer rechtlichen Betreuung.

- **Steuerliche Entlastungen:**
Pflegebedürftigkeit kann auch steuerliche Vorteile mit sich bringen. Pflegekosten, Fahrtkosten zur Betreuung oder Ausgaben für Hilfsmittel können in vielen Fällen steuerlich geltend gemacht werden. Ein Steuerberater kann Angehörige dabei unterstützen, die möglichen Entlastungen zu nutzen.

Umgang mit rechtlichen Herausforderungen in fortgeschrittenen Stadien

Mit dem Fortschreiten der Demenz wird es immer schwieriger für den Betroffenen, eigene Entscheidungen zu treffen. In diesen Fällen müssen die rechtlichen Vertreter oder Bevollmächtigten sicherstellen, dass die Interessen des Demenzkranken geschützt werden.

- **Rechtliche Betreuung:**
Wenn keine Vorsorgevollmacht vorliegt und der Demenzkranke nicht mehr in der Lage ist, seine Angelegenheiten selbst zu regeln, kann eine rechtliche Betreuung eingerichtet werden. Der Betreuer wird vom Gericht bestellt und übernimmt die Verantwortung für bestimmte Bereiche des Lebens des Betroffenen, wie die Finanzen oder medizinische Entscheidungen.

- **Schutz vor Missbrauch:**
Es ist wichtig, darauf zu achten, dass der Demenzkranke vor finanziellem Missbrauch oder Ausnutzung geschützt wird. Der Betreuer oder Bevollmächtigte sollte regelmäßig die Finanzen überprüfen und sicherstellen, dass der Betroffene nicht von Dritten in betrügerische Geschäfte verwickelt wird. Die Überwachung von Kontobewegungen und Verträgen kann hier hilfreich sein.

Zusammenfassung

Die rechtlichen und finanziellen Aspekte der Demenzpflege sind komplex, aber unerlässlich, um die bestmögliche Versorgung des Demenzkranken sicherzustellen und die pflegenden Angehörigen zu entlasten. Eine frühzeitige rechtliche Vorsorge, die

Inanspruchnahme von finanziellen Unterstützungen und die Zusammenarbeit mit Fachleuten helfen dabei, die Herausforderungen der Pflege zu bewältigen. Indem Sie sich rechtzeitig über die verschiedenen Möglichkeiten informieren und entsprechende Vorkehrungen treffen, können Sie sowohl den Demenzkranken als auch sich selbst schützen und eine würdevolle Pflege gewährleisten.

Kapitel 14: Medizinische und therapeutische Optionen

Die medizinische und therapeutische Versorgung spielt eine zentrale Rolle in der Pflege von Demenzkranken. Obwohl Demenz nicht geheilt werden kann, gibt es verschiedene Behandlungsansätze, die darauf abzielen, das Fortschreiten der Krankheit zu verlangsamen, Symptome zu lindern und das allgemeine Wohlbefinden des Betroffenen zu verbessern. In diesem Kapitel werden wir die wichtigsten medizinischen und therapeutischen Optionen beleuchten, die zur Behandlung von Demenz zur Verfügung stehen, und aufzeigen, wie Angehörige mit Ärzten und Therapeuten zusammenarbeiten können, um die bestmögliche Versorgung zu gewährleisten.

Medikamentöse Behandlung von Demenz

Es gibt keine Heilung für Demenz, aber einige Medikamente können helfen, die Symptome zu lindern und das Fortschreiten der Krankheit zu verlangsamen. Die medikamentöse Behandlung zielt darauf ab, die Lebensqualität des Betroffenen zu verbessern und ihm zu ermöglichen, länger selbstständig zu bleiben.

- **Acetylcholinesterase-Hemmer:**
  Diese Medikamente (wie Donepezil, Rivastigmin und Galantamin) werden häufig bei leichter bis mittelschwerer Alzheimer-Demenz eingesetzt. Sie wirken, indem sie den Abbau von Acetylcholin, einem wichtigen Neurotransmitter im Gehirn, verlangsamen. Dadurch können Gedächtnis und Denkfähigkeit vorübergehend verbessert oder stabilisiert werden.
- **Memantine:**
  Memantine wird bei mittelschwerer bis schwerer Alzheimer-Demenz eingesetzt. Es wirkt, indem es die Wirkung von Glutamat, einem Neurotransmitter, der bei Menschen mit Demenz überaktiv sein kann, blockiert. Memantine kann dazu beitragen, die geistigen Fähigkeiten und die Alltagsfunktion des Betroffenen zu erhalten.

- **Antipsychotika und Beruhigungsmittel:**
  In einigen Fällen, insbesondere wenn der Demenzkranke unter starken Verhaltensänderungen wie Aggressionen oder Halluzinationen leidet, können Antipsychotika oder Beruhigungsmittel verschrieben werden. Diese Medikamente sollten jedoch nur mit Vorsicht und unter enger ärztlicher Aufsicht eingesetzt werden, da sie das Risiko von Nebenwirkungen und gesundheitlichen Komplikationen erhöhen können.
- **Antidepressiva:**
  Viele Menschen mit Demenz leiden unter Depressionen oder Angstzuständen. Antidepressiva können helfen, die Stimmung zu stabilisieren und Angstgefühle zu lindern. Diese Medikamente können auch dazu beitragen, den Schlaf zu verbessern und Verhaltenssymptome zu mildern.

Nebenwirkungen und Herausforderungen der medikamentösen Therapie

Wie bei jeder medikamentösen Behandlung können auch bei der Demenztherapie Nebenwirkungen auftreten. Es ist wichtig, dass die Angehörigen die medikamentöse Therapie genau überwachen und mögliche Nebenwirkungen frühzeitig mit dem behandelnden Arzt besprechen.

- **Müdigkeit und Schläfrigkeit:**
  Einige Medikamente, insbesondere Beruhigungsmittel und Antipsychotika, können Müdigkeit oder Schläfrigkeit verursachen. Diese Nebenwirkung kann das tägliche Leben des Betroffenen beeinträchtigen und sollte mit dem Arzt besprochen werden, um die Dosis anzupassen oder alternative Medikamente zu finden.
- **Schwindel und Stürze:**
  Medikamente können das Gleichgewicht und die Koordination beeinträchtigen, was das Risiko von Stürzen erhöht. Es ist wichtig, die Umgebung des Demenzkranken sicher zu gestalten und ihn vor möglichen Sturzgefahren zu schützen.
- **Magen-Darm-Beschwerden:**
  Manche Demenzmedikamente können Übelkeit, Erbrechen oder Durchfall verursachen. Wenn diese Nebenwirkungen auftreten, sollten sie dem Arzt gemeldet werden, um gegebenenfalls die Dosis anzupassen oder alternative Medikamente zu erwägen.

Nicht-medikamentöse Therapien

Neben der medikamentösen Behandlung gibt es eine Vielzahl von nicht-medikamentösen Therapien, die zur Verbesserung der Lebensqualität und zur Linderung der Symptome beitragen können. Diese Therapien konzentrieren sich auf die Stärkung der kognitiven Fähigkeiten, die Förderung des emotionalen Wohlbefindens und die Erhaltung der körperlichen Gesundheit.

- **Ergotherapie:**
  Ergotherapie zielt darauf ab, die Selbstständigkeit des Demenzkranken in alltäglichen Aktivitäten zu erhalten. Durch gezielte Übungen und Aktivitäten wird der Betroffene unterstützt, seine motorischen und kognitiven Fähigkeiten so lange wie möglich zu bewahren. Ergotherapeuten können auch dabei helfen, den Alltag an die Bedürfnisse des Demenzkranken anzupassen, indem sie spezielle Hilfsmittel empfehlen.
- **Kunst- und Musiktherapie:**
  Kunst- und Musiktherapie bieten eine kreative Möglichkeit, das emotionale Wohlbefinden des Demenzkranken zu fördern. Musik kann Erinnerungen wecken, beruhigen und das Wohlbefinden steigern,

während die Beschäftigung mit Kunst hilft, emotionale Spannungen abzubauen und die kognitive Stimulation zu fördern.

- **Bewegungstherapie:**
Bewegung ist ein wesentlicher Bestandteil der Demenzpflege. Regelmäßige körperliche Aktivität hilft, die Beweglichkeit zu erhalten, das Risiko von Stürzen zu verringern und das Wohlbefinden zu fördern. Dies kann durch einfache Übungen, Spaziergänge oder sogar durch Tanztherapie geschehen, die gleichzeitig körperliche und emotionale Vorteile bietet.

- **Kognitive Stimulationstherapie:**
Diese Therapieform zielt darauf ab, die kognitiven Fähigkeiten des Demenzkranken zu fördern, indem er in kognitiv stimulierende Aktivitäten einbezogen wird. Dies können Gedächtnisübungen, Rätsel oder auch Gruppendiskussionen sein, bei denen der Betroffene aktiv mitmachen kann. Diese Form der Therapie hat sich als wirksam erwiesen, um das Gedächtnis und die Denkleistung zu stärken.

Zusammenarbeit mit Ärzten und Pflegeteams

Die Zusammenarbeit mit Ärzten und Pflegeteams ist entscheidend, um sicherzustellen, dass der

Demenzkranke die bestmögliche medizinische Versorgung erhält. Regelmäßige Besuche beim behandelnden Arzt sind notwendig, um den Fortschritt der Krankheit zu überwachen und die Behandlung gegebenenfalls anzupassen.

- **Regelmäßige Überprüfung der Medikamente:**
  Es ist wichtig, die medikamentöse Therapie regelmäßig mit dem Arzt zu überprüfen, um sicherzustellen, dass die Medikamente wirksam sind und keine schwerwiegenden Nebenwirkungen auftreten. In einigen Fällen kann es sinnvoll sein, die Dosis anzupassen oder neue Medikamente auszuprobieren, um die Symptome besser zu kontrollieren.
- **Frühe Erkennung von Komplikationen:**
  Da Demenzkranke oft nicht in der Lage sind, ihre Beschwerden klar zu kommunizieren, ist es wichtig, dass Angehörige auf Anzeichen von gesundheitlichen Komplikationen achten. Wenn der Betroffene ungewöhnliche Verhaltensweisen zeigt, Schmerzen hat oder körperliche Symptome entwickelt, sollte dies sofort mit dem Arzt besprochen werden.
- **Pflegeplanung und Fortschrittskontrolle:**
  Die Pflege eines Demenzkranken erfordert eine enge Abstimmung zwischen

Angehörigen und Pflegeteams. Ein klarer Pflegeplan, der regelmäßig überprüft und an die Bedürfnisse des Betroffenen angepasst wird, ist entscheidend. Dies umfasst sowohl die körperliche Pflege als auch die emotionale Unterstützung und die kognitive Förderung.

Alternative Therapieansätze

Neben den etablierten medizinischen und therapeutischen Ansätzen gibt es auch alternative Therapien, die in einigen Fällen unterstützend wirken können. Diese Therapien sollten immer in Absprache mit dem behandelnden Arzt angewendet werden, um sicherzustellen, dass sie sicher und effektiv sind.

- **Aromatherapie:**
  Aromatherapie nutzt ätherische Öle, um das Wohlbefinden zu fördern und Stress oder Angst zu reduzieren. Düfte wie Lavendel, Zitrus oder Rosmarin können eine beruhigende Wirkung haben und helfen, die Stimmung des Demenzkranken zu verbessern.
- **Akupunktur:**
  Akupunktur wird in einigen Fällen eingesetzt, um Stress und Angstzustände zu lindern

oder den Schlaf zu verbessern. Auch wenn die wissenschaftliche Evidenz für die Wirksamkeit bei Demenz begrenzt ist, berichten einige Patienten und Angehörige über positive Effekte.

- **Naturheilmittel:**
  Bestimmte pflanzliche Präparate, wie Ginkgo biloba, werden manchmal als Unterstützung bei der Behandlung von Demenz eingesetzt. Es ist jedoch wichtig, solche Mittel immer mit einem Arzt abzusprechen, um mögliche Wechselwirkungen mit anderen Medikamenten zu vermeiden.

Die Rolle der Angehörigen in der medizinischen und therapeutischen Versorgung

Angehörige spielen eine wichtige Rolle bei der Überwachung der medizinischen und therapeutischen Versorgung des Demenzkranken. Sie sind oft die ersten, die Veränderungen im Verhalten oder in der Gesundheit des Betroffenen bemerken, und sollten eng mit Ärzten und Therapeuten zusammenarbeiten, um die Behandlung anzupassen.

- **Aktive Kommunikation mit Fachkräften:**
  Es ist wichtig, offen und regelmäßig mit dem behandelnden Arzt, den Pflegediensten und

den Therapeuten zu kommunizieren.
Veränderungen im Zustand des Betroffenen,
Nebenwirkungen der Medikamente oder
Bedenken bezüglich der Behandlung sollten
sofort angesprochen werden.

- **Dokumentation von Veränderungen:**
Führen Sie ein Pflegetagebuch, in dem Sie
Veränderungen im Verhalten, in den
körperlichen Symptomen oder in der
Reaktion auf Medikamente festhalten. Dies
hilft den behandelnden Ärzten, die
Entwicklung der Krankheit besser zu
verstehen und die Therapie anzupassen.

Zusammenfassung

Die medizinische und therapeutische Versorgung
von Demenzkranken erfordert eine enge
Zusammenarbeit zwischen Angehörigen, Ärzten
und Pflegeteams. Medikamentöse Behandlungen
können helfen, die Symptome zu lindern, während
nicht-medikamentöse Therapien das emotionale
und körperliche Wohlbefinden fördern.
Regelmäßige Überprüfungen der Therapie, die
frühe Erkennung von Komplikationen und die
Anwendung alternativer Ansätze können dazu
beitragen, dass der Demenzkranke die
bestmögliche Lebensqualität erhält. Die Rolle der
Angehörigen ist dabei von entscheidender

Bedeutung, da sie die Bedürfnisse des Betroffenen am besten kennen und in der Lage sind, rechtzeitig Unterstützung zu suchen.

Kapitel 15: Herausforderungen in der Kommunikation mit Demenzkranken

Die Kommunikation mit einem Demenzkranken wird im Verlauf der Krankheit zunehmend schwieriger, da die kognitiven Fähigkeiten des Betroffenen abnehmen. Sprache, Verständnis und Ausdrucksvermögen werden beeinträchtigt, was zu Missverständnissen und Frustration auf beiden Seiten führen kann. Dennoch bleibt die Fähigkeit, auf emotionaler Ebene zu kommunizieren, oft lange erhalten. In diesem Kapitel geht es um Strategien und Techniken, die Angehörigen helfen können, eine erfolgreiche und einfühlsame Kommunikation mit dem Demenzkranken aufrechtzuerhalten.

Veränderungen im Kommunikationsverhalten

Demenz führt zu verschiedenen Veränderungen im Kommunikationsverhalten, abhängig vom Stadium der Krankheit. Zu Beginn können die Betroffenen Schwierigkeiten haben, die richtigen Worte zu finden oder Gesprächen zu folgen. Mit dem Fortschreiten der Krankheit nimmt die Fähigkeit, Sprache zu verstehen und zu verwenden, weiter ab, bis hin zu vollständigem Sprachverlust in fortgeschrittenen Stadien.

- **Wortfindungsstörungen:**
  Viele Menschen mit Demenz haben Schwierigkeiten, die richtigen Worte zu finden. Sie könnten einfache Begriffe vergessen oder unpassende Wörter verwenden. Dies kann zu Frustration führen, da sie ihre Gedanken nicht klar ausdrücken können.
- **Verlust des Kurzzeitgedächtnisses:**
  Das Kurzzeitgedächtnis ist bei Demenzkranken oft stark beeinträchtigt. Dies führt dazu, dass sie sich an kürzlich geführte Gespräche oder Ereignisse nicht mehr erinnern und dieselben Fragen wiederholt stellen.
- **Verständnisschwierigkeiten:**
  Im Verlauf der Krankheit kann es für den Demenzkranken immer schwieriger werden, komplexe Anweisungen oder lange Gespräche zu verstehen. Auch das Folgen von Handlungsabläufen oder Erklärungen wird zunehmend herausfordernd.
- **Wiederholungen:**
  Viele Demenzkranke wiederholen oft die gleichen Fragen, Geschichten oder Sätze,

da sie sich nicht daran erinnern, dass sie dies bereits gesagt haben.

Grundprinzipien der Kommunikation

Um die Kommunikation mit Demenzkranken zu erleichtern, sollten bestimmte Grundprinzipien beachtet werden. Diese Strategien helfen, Missverständnisse zu vermeiden und den Betroffenen emotional zu unterstützen.

- **Einfach und klar sprechen:**
  Verwenden Sie kurze, klare Sätze und sprechen Sie langsam. Vermeiden Sie lange Erklärungen oder komplizierte Begriffe. Halten Sie die Informationen einfach und konzentrieren Sie sich auf eine Idee oder Anweisung.
- **Fragen Sie nach einer Antwort pro Thema:**
  Anstatt mehrere Fragen gleichzeitig zu stellen, sollte man sich auf eine Frage konzentrieren und dem Betroffenen Zeit geben, darauf zu reagieren. Zum Beispiel: „Möchtest du einen Tee trinken?" ist einfacher zu beantworten als „Möchtest du Tee oder Kaffee, oder vielleicht etwas anderes?"

- **Augenkontakt halten und nonverbale Signale verwenden:**
Nonverbale Kommunikation wie Augenkontakt, Lächeln und sanfte Berührungen können viel dazu beitragen, das Vertrauen des Betroffenen zu stärken. Menschen mit Demenz reagieren oft stark auf emotionale Signale und fühlen sich sicherer, wenn sie in einer liebevollen und unterstützenden Atmosphäre sind.

- **Geduldig sein und nicht unterbrechen:**
Lassen Sie dem Demenzkranken genügend Zeit, um zu antworten oder seine Gedanken zu formulieren. Wenn er Schwierigkeiten hat, die richtigen Worte zu finden, unterbrechen Sie ihn nicht, sondern lassen Sie ihn in seinem eigenen Tempo sprechen.

- **Vermeiden Sie Korrekturen:**
Es ist oft besser, den Betroffenen nicht zu korrigieren, auch wenn er etwas Falsches sagt. Korrekturen können Frustration auslösen und die Situation verschlimmern. Stattdessen sollten Sie versuchen, die Gefühle hinter den Worten zu verstehen und darauf einzugehen.

Umgang mit wiederholten Fragen und Aussagen

Eine der häufigsten Herausforderungen in der Kommunikation mit Demenzkranken ist der Umgang mit wiederholten Fragen oder Aussagen. Menschen mit Demenz vergessen oft, dass sie eine Frage bereits gestellt haben oder dass eine bestimmte Information bereits besprochen wurde.

- **Geduldig antworten:**
  Auch wenn es mühsam sein kann, die gleiche Frage immer wieder zu beantworten, ist Geduld der Schlüssel. Versuchen Sie, ruhig und freundlich zu bleiben, auch wenn die Frage zum zehnten Mal gestellt wird.
- **Ablenkung anbieten:**
  Manchmal kann es helfen, das Gesprächsthema zu wechseln oder den Betroffenen auf eine andere Aktivität zu lenken. Wenn die gleiche Frage immer wieder gestellt wird, können Sie vorschlagen, gemeinsam etwas zu tun, wie einen Spaziergang zu machen oder ein Fotoalbum anzuschauen.
- **Visuelle Erinnerungen nutzen:**
  In einigen Fällen kann es hilfreich sein, visuelle Erinnerungen oder Hilfsmittel zu verwenden, um wiederholte Fragen zu vermeiden. Zum Beispiel könnte ein großer Kalender oder eine Uhr mit Datum dazu

beitragen, dass der Betroffene sich an den aktuellen Tag oder die Uhrzeit erinnert.

Nonverbale Kommunikation

In fortgeschrittenen Stadien der Demenz wird die Fähigkeit zur verbalen Kommunikation oft stark eingeschränkt. In solchen Fällen gewinnt die nonverbale Kommunikation an Bedeutung. Körpersprache, Mimik und Berührungen sind kraftvolle Werkzeuge, um eine Verbindung mit dem Demenzkranken aufrechtzuerhalten.

- **Körperkontakt:**
  Einfache Gesten wie das Halten der Hand oder eine sanfte Berührung auf der Schulter können dem Demenzkranken Trost spenden und ihm zeigen, dass er nicht alleine ist. Körperkontakt fördert das Gefühl von Nähe und Geborgenheit, selbst wenn Worte nicht mehr ausgetauscht werden können.
- **Lächeln und Mimik:**
  Ein freundliches Lächeln und eine offene Mimik signalisieren dem Betroffenen, dass er in einer sicheren und unterstützenden Umgebung ist. Menschen mit Demenz reagieren oft stark auf Gesichtsausdrücke und können emotionale Signale gut wahrnehmen.

- **Gesten und Zeigen:**
  Wenn Worte nicht mehr ausreichend sind,
  können Gesten und das Zeigen auf
  Gegenstände helfen, eine Botschaft zu
  übermitteln. Wenn der Betroffene nicht
  versteht, was gemeint ist, können Sie auf
  das Essen zeigen, wenn es Zeit zum Essen
  ist, oder auf einen Stuhl, wenn er sich setzen
  soll.

Emotionale Verbindung aufrechterhalten

Auch wenn die kognitive Kommunikation
zunehmend eingeschränkt wird, bleibt die
Fähigkeit, eine emotionale Verbindung herzustellen,
oft lange erhalten. Es ist wichtig, den
Demenzkranken emotional zu unterstützen und ihm
das Gefühl zu geben, dass er geliebt und
verstanden wird.

- **Zuneigung zeigen:**
  Zeigen Sie regelmäßig Zuneigung, sei es
  durch Worte, Gesten oder Berührungen. Ein
  einfaches „Ich liebe dich" oder „Du bist mir
  wichtig" kann viel bewirken und dem
  Betroffenen ein Gefühl von Sicherheit geben.
- **Musik und Erinnerungen nutzen:**
  Musik hat eine starke emotionale Wirkung
  auf Menschen mit Demenz. Das Hören von

vertrauten Liedern oder das gemeinsame Singen von Lieblingsliedern kann die Stimmung verbessern und eine tiefe emotionale Verbindung schaffen. Auch das Anschauen von alten Fotos oder das Erzählen von positiven Erinnerungen kann helfen, eine emotionale Brücke zu schlagen.

Umgang mit schwierigen Emotionen

Demenzkranke können oft Gefühle von Frustration, Angst oder Traurigkeit erleben, die sich in Form von Wut, Weinen oder Rückzug äußern. Es ist wichtig, auf diese emotionalen Ausbrüche ruhig und verständnisvoll zu reagieren.

- **Beruhigen und Trost spenden:** Wenn der Demenzkranke Angst oder Verwirrung zeigt, ist es wichtig, ihn zu beruhigen und ihm das Gefühl zu geben, dass er in Sicherheit ist. Sanfte Worte, ein ruhiger Tonfall und körperliche Nähe können helfen, ihn zu beruhigen.
- **Emotionen erkennen und akzeptieren:** Versuchen Sie, die zugrunde liegenden Emotionen hinter dem Verhalten des Demenzkranken zu verstehen. Wenn er wütend oder frustriert ist, könnte dies ein Zeichen dafür sein, dass er sich überfordert

oder hilflos fühlt. Indem Sie seine Gefühle akzeptieren und ihm Trost spenden, können Sie ihm helfen, diese schwierigen Emotionen zu verarbeiten.

Unterstützung für pflegende Angehörige

Die Kommunikation mit einem Demenzkranken kann emotional und mental belastend sein, insbesondere wenn der Betroffene nicht mehr in der Lage ist, klar zu sprechen oder sich auszudrücken. Es ist wichtig, dass pflegende Angehörige Unterstützung und Anleitung erhalten, um mit diesen Herausforderungen umzugehen.

- **Selbsthilfegruppen und Beratung:**
  Der Austausch mit anderen Angehörigen in Selbsthilfegruppen kann sehr hilfreich sein. Hier können Sie Ihre Erfahrungen teilen und von den Strategien anderer lernen. Auch professionelle Beratung durch einen Therapeuten oder Pflegeberater kann helfen, die Kommunikationstechniken zu verbessern und emotionale Unterstützung zu erhalten.
- **Pausen und Selbstfürsorge:**
  Es ist wichtig, regelmäßig Pausen einzulegen und sich Zeit für die eigene

Erholung zu nehmen. Die Pflege eines Demenzkranken erfordert viel Geduld und Energie, und es ist entscheidend, dass Sie auch auf Ihre eigene mentale und körperliche Gesundheit achten.

Zusammenfassung

Die Kommunikation mit einem Demenzkranken erfordert Geduld, Einfühlungsvermögen und kreative Ansätze. Obwohl die sprachliche Kommunikation im Verlauf der Krankheit zunehmend eingeschränkt wird, bleibt die emotionale Verbindung oft erhalten. Durch klare, einfache Sprache, nonverbale Signale und eine liebevolle Atmosphäre können Angehörige weiterhin mit dem Betroffenen in Kontakt bleiben und ihm das Gefühl von Sicherheit und Geborgenheit vermitteln. Indem Sie auf die Bedürfnisse des Demenzkranken eingehen und emotionale Unterstützung bieten, können Sie trotz der Herausforde- rungen eine tiefe und bedeutungsvolle Verbindung aufrechterhalten.

Kapitel 16: Die Rolle der Tagespflege und stationären Pflegeeinrichtungen

Mit dem Fortschreiten der Demenz kann es für pflegende Angehörige zunehmend schwierig werden, die Versorgung des Demenzkranken zu Hause alleine zu bewältigen. In solchen Fällen können Tagespflegeeinrichtungen oder stationäre Pflegeheime eine wertvolle Unterstützung bieten. Sie ermöglichen es, die Pflege und Betreuung des Betroffenen sicherzustellen, während Angehörige entlastet werden. Dieses Kapitel beschäftigt sich mit den verschiedenen Möglichkeiten der außerhäuslichen Pflege, den Vor- und Nachteilen sowie der Entscheidungsfindung, wann und wie eine solche Betreuung in Anspruch genommen werden sollte.

Tagespflege: Eine flexible Entlastung für pflegende Angehörige

Tagespflegeeinrichtungen bieten eine Betreuung für Menschen mit Demenz an, die tagsüber Unterstützung benötigen, aber weiterhin zu Hause leben. Die Tagespflege kann eine gute Option für Familien sein, die den Demenzkranken entlasten und gleichzeitig die pflegenden Angehörigen unterstützen möchten.

- **Was ist Tagespflege?**
  In der Tagespflege verbringen Menschen mit Demenz den Tag in einer betreuten Einrichtung, kehren aber abends in ihr gewohntes Zuhause zurück. Dort werden sie

von qualifizierten Pflegekräften betreut, nehmen an strukturierten Aktivitäten teil, erhalten Unterstützung bei der Körperpflege und haben Zugang zu therapeutischen Angeboten. In der Regel umfasst die Tagespflege auch Mahlzeiten und Pausen, sodass der Demenzkranke gut versorgt ist.

- **Vorteile der Tagespflege:**
  Die Tagespflege bietet eine Vielzahl von Vorteilen. Sie ermöglicht es den Betroffenen, soziale Kontakte zu pflegen und an Aktivitäten teilzunehmen, die ihre kognitiven und körperlichen Fähigkeiten fördern. Gleichzeitig gibt sie den Angehörigen die Möglichkeit, sich um eigene Verpflichtungen zu kümmern oder einfach eine wohlverdiente Pause einzulegen.

- **Emotionale und kognitive Stimulation:**
  Tagespflegeeinrichtungen bieten oft spezielle Programme an, die auf die Bedürfnisse von Menschen mit Demenz abgestimmt sind. Dazu gehören Gedächtnisübungen, Musiktherapie, leichte körperliche Aktivitäten und Spiele, die die kognitiven Fähigkeiten fördern. Solche Aktivitäten tragen dazu bei, das emotionale Wohlbefinden des Demenzkranken zu verbessern und das

Fortschreiten der Krankheit zu
verlangsamen.

- **Wann ist Tagespflege sinnvoll?**
Tagespflege ist besonders hilfreich, wenn
der Demenzkranke tagsüber häufig unruhig
ist oder intensive Betreuung benötigt, die die
Angehörigen nicht durchgehend leisten
können. Auch wenn pflegende Angehörige
berufstätig sind oder regelmäßig Zeit für sich
selbst brauchen, kann die Tagespflege eine
wertvolle Unterstützung bieten.

Stationäre Pflege: Wann eine Vollzeitbetreuung erforderlich wird

Während viele Angehörige bestrebt sind, den
Demenzkranken so lange wie möglich zu Hause zu
betreuen, kann es in einigen Fällen notwendig
werden, eine stationäre Pflege in Betracht zu
ziehen. Dies gilt insbesondere, wenn die Pflege zu
Hause aus physischen, emotionalen oder
praktischen Gründen nicht mehr bewältigt werden
kann.

- **Wann wird eine stationäre Pflege
notwendig?**
Eine stationäre Pflegeeinrichtung wird oft in
fortgeschrittenen Stadien der Demenz in
Erwägung gezogen, wenn der Betroffene

rund um die Uhr Betreuung und Pflege
benötigt. Dies kann der Fall sein, wenn der
Demenzkranke sich nicht mehr selbst
versorgen kann, ständige Aufsicht benötigt
oder intensive medizinische Versorgung
erforderlich wird. Auch wenn die
Angehörigen selbst gesundheitlich nicht
mehr in der Lage sind, die Pflege zu leisten,
kann eine stationäre Betreuung eine gute
Lösung sein.

- **Arten von Pflegeeinrichtungen:**
Es gibt verschiedene Arten von stationären
Pflegeeinrichtungen, die unterschiedliche
Pflegebedarfe abdecken. In speziellen
Demenzpflegeheimen wird gezielt auf die
Bedürfnisse von Menschen mit Demenz
eingegangen. Diese Einrichtungen bieten
eine geschützte Umgebung, in der die
Betroffenen sicher leben können, und
verfügen über speziell geschultes Personal,
das auf die Pflege von Demenzkranken
spezialisiert ist.

- **Vorteile der stationären Pflege:**
Stationäre Pflegeeinrichtungen bieten eine
umfassende Versorgung und Betreuung rund
um die Uhr. Sie verfügen über medizinisches
Personal, das auf die Bedürfnisse von
Demenzkranken eingehen kann, und bieten

regelmäßig therapeutische und soziale Aktivitäten an. Zudem können Angehörige sicher sein, dass der Demenzkranke gut versorgt und überwacht wird, insbesondere wenn er intensive Pflege oder spezielle medizinische Behandlungen benötigt.

- **Herausforderung der Entscheidung für eine stationäre Pflege:**
  Die Entscheidung, einen geliebten Menschen in eine stationäre Pflegeeinrichtung zu bringen, ist für viele Angehörige schwierig und emotional belastend. Oft gibt es Schuldgefühle oder das Gefühl, versagt zu haben. Es ist jedoch wichtig zu erkennen, dass diese Entscheidung nicht bedeutet, dass man den Betroffenen „aufgibt". Vielmehr kann es eine notwendige Maßnahme sein, um sowohl die Lebensqualität des Demenzkranken als auch die der pflegenden Angehörigen zu verbessern.

Auswahl der richtigen Pflegeeinrichtung

Wenn die Entscheidung getroffen wurde, eine Tagespflege oder eine stationäre Pflegeeinrichtung in Anspruch zu nehmen, ist es wichtig, die richtige

Einrichtung zu finden, die den Bedürfnissen des Demenzkranken gerecht wird.

- **Ausstattung und Pflegeangebot:**
  Achten Sie darauf, dass die Einrichtung gut ausgestattet ist und über alle notwendigen Pflegemöglichkeiten verfügt, um die speziellen Bedürfnisse des Demenzkranken zu erfüllen. Erkundigen Sie sich, welche therapeutischen Angebote und Aktivitäten es gibt und wie die tägliche Betreuung organisiert ist.
- **Qualifikation des Personals:**
  Das Pflegepersonal sollte speziell im Umgang mit Demenzkranken geschult sein. Achten Sie darauf, dass das Personal freundlich, kompetent und einfühlsam ist. Eine gute Pflegeeinrichtung legt großen Wert darauf, dass sich die Bewohner wohl und sicher fühlen.
- **Umgebung und Atmosphäre:**
  Besuchen Sie die Pflegeeinrichtung persönlich, um einen Eindruck von der Atmosphäre zu bekommen. Achten Sie darauf, ob die Umgebung warm und einladend wirkt, ob es ausreichend Beschäftigungsmöglichkeiten gibt und ob die Bewohner gut betreut werden.

- **Kommunikation mit Angehörigen:**
  Eine gute Pflegeeinrichtung pflegt eine
  offene und transparente Kommunikation mit
  den Angehörigen. Sie sollten regelmäßig
  über den Zustand und das Wohlbefinden des
  Demenzkranken informiert werden und
  jederzeit die Möglichkeit haben, Fragen zu
  stellen oder sich aktiv an der Pflegeplanung
  zu beteiligen.

Finanzielles und rechtliches Umfeld der außerhäuslichen Pflege

Die Kosten für außerhäusliche Pflege, sei es in einer Tagespflegeeinrichtung oder einem Pflegeheim, können erheblich sein. Es ist wichtig, frühzeitig über die finanziellen und rechtlichen Aspekte informiert zu sein und entsprechende Unterstützung in Anspruch zu nehmen.

- **Pflegekassenleistungen:**
  Je nach Pflegegrad stehen dem
  Demenzkranken Leistungen der
  Pflegeversicherung zu, die sowohl für
  Tagespflege als auch für stationäre Pflege in
  Anspruch genommen werden können.
  Informieren Sie sich über die verschiedenen
  Möglichkeiten der Finanzierung und welche

Leistungen von der Pflegeversicherung abgedeckt werden.

- **Zuschüsse und staatliche Unterstützung:** Neben den Pflegekassenleistungen gibt es in vielen Ländern staatliche Zuschüsse und Unterstützungsangebote, die die Kosten für außerhäusliche Pflege abfedern können. Dies kann die Übernahme von Pflegeheimkosten oder Zuschüsse für Kurzzeitpflege umfassen.
- **Rechtliche Vorkehrungen:** Wenn der Demenzkranke nicht mehr in der Lage ist, eigenständig über seine Finanzen zu entscheiden, sollte frühzeitig eine Vorsorgevollmacht erteilt werden, die es einer vertrauenswürdigen Person ermöglicht, im Namen des Betroffenen Entscheidungen zu treffen. Falls keine Vorsorgevollmacht besteht, kann ein gesetzlicher Betreuer vom Gericht bestellt werden.

Die emotionale Seite der Entscheidung

Der Übergang von der häuslichen Pflege zu einer Tagespflege oder einem Pflegeheim ist für alle Beteiligten eine emotionale Herausforderung. Es ist wichtig, offen über Ängste, Sorgen und Erwartungen zu sprechen und sich Zeit zu nehmen, um den besten Weg für den Demenzkranken zu finden.

- **Schuldgefühle ansprechen:**
Viele Angehörige fühlen sich schuldig, wenn sie den Schritt zu einer außerhäuslichen Pflegeeinrichtung in Erwägung ziehen. Es ist jedoch wichtig, sich daran zu erinnern, dass diese Entscheidung oft notwendig ist, um die bestmögliche Betreuung sicherzustellen. Der Demenzkranke kann in einer Pflegeeinrichtung möglicherweise besser versorgt werden, als es zu Hause möglich wäre.
- **Eingewöhnung und Begleitung:**
Der Übergang in eine Pflegeeinrichtung kann für den Demenzkranken eine stressige Erfahrung sein. Es ist wichtig, ihn in dieser Phase zu begleiten, regelmäßig zu besuchen und ihm zu helfen, sich an die neue Umgebung zu gewöhnen. Auch das Pflegepersonal sollte eng mit den Angehörigen zusammenarbeiten, um den Übergang so reibungslos wie möglich zu gestalten.

Zusammenfassung

Die Entscheidung für eine Tagespflege oder eine stationäre Pflegeeinrichtung ist ein bedeutender Schritt in der Pflege eines Demenzkranken. Diese Einrichtungen bieten wertvolle Unterstützung und Entlastung für Angehörige und ermöglichen es dem Betroffenen, in einer sicheren und betreuten Umgebung zu leben. Indem Sie die richtige Einrichtung sorgfältig auswählen und die Bedürfnisse des Demenzkranken in den Mittelpunkt stellen, können Sie dazu beitragen, seine Lebensqualität zu erhalten und gleichzeitig Ihre eigene Belastung zu verringern.

Kapitel 17: Die Rolle der Angehörigen in der Langzeitpflege

Die Betreuung eines Demenzkranken erfordert oft eine lebenslange Verpflichtung seitens der Angehörigen, insbesondere wenn die Krankheit fortschreitet und der Pflegebedarf zunimmt. Während professionelle Pflegekräfte und Einrichtungen eine wichtige Rolle bei der Versorgung spielen können, bleiben die Angehörigen oft die primären Bezugspersonen und emotionalen Stützen für den Betroffenen. In diesem Kapitel werden wir die Rolle der Angehörigen in der Langzeitpflege von Demenzkranken beleuchten und Strategien zur Unterstützung und Selbstpflege der Angehörigen vorstellen.

Verantwortung und Rollenverteilung in der Familie

In vielen Familien übernimmt ein Hauptbetreuer die meisten Pflichten der Pflege. Dies kann jedoch zu einer erheblichen physischen und emotionalen Belastung führen, besonders wenn die Pflege über einen langen Zeitraum erfolgt. Es ist daher wichtig, die Verantwortung in der Familie klar zu verteilen und sicherzustellen, dass auch der Hauptbetreuer Unterstützung erhält.

- **Klarheit über Aufgaben und Zuständigkeiten:**
  Eine offene Kommunikation innerhalb der Familie ist entscheidend, um die Rollen und Aufgaben zu verteilen. Jeder sollte wissen, was von ihm erwartet wird, sei es bei der täglichen Pflege, der finanziellen Unterstützung oder der emotionalen Begleitung. Durch eine klare Aufgabenverteilung können Missverständnisse und Überlastung vermieden werden.
- **Regelmäßige Familienbesprechungen:**
  Regelmäßige Treffen oder Gespräche mit

der Familie bieten die Möglichkeit, Probleme oder Bedenken anzusprechen, die im Pflegealltag aufkommen. Diese Gespräche können helfen, Herausforderungen frühzeitig zu erkennen und Lösungen zu finden, bevor die Belastung zu groß wird.

- **Unterstützung durch entfernte Verwandte:**
  Auch wenn einige Familienmitglieder weiter entfernt wohnen und nicht direkt an der täglichen Pflege beteiligt sind, können sie dennoch eine wichtige Rolle spielen. Sie könnten finanzielle Unterstützung leisten, bei administrativen Aufgaben helfen oder gelegentlich für die Betreuung einspringen, um den Hauptbetreuer zu entlasten.

Selbstpflege der pflegenden Angehörigen

Die Pflege eines Demenzkranken ist oft eine emotionale und physische Herausforderung, die langfristig zu Erschöpfung, Stress und sogar Burnout führen kann. Deshalb ist es entscheidend, dass pflegende Angehörige auf ihre eigene Gesundheit und ihr Wohlbefinden achten.

- **Sich Zeit für sich selbst nehmen:**
  Es ist wichtig, regelmäßig Pausen einzulegen, um neue Energie zu tanken.

Dies kann bedeuten, sich täglich eine kurze Auszeit zu nehmen, aber auch längere Auszeiten zu planen, wie ein freies Wochenende oder einen kurzen Urlaub. Die Inanspruchnahme von Verhinderungs- oder Kurzzeitpflege kann hier hilfreich sein, um diese Pausen möglich zu machen.

- **Achtsamkeit und Stressmanagement:** Techniken wie Achtsamkeit, Meditation oder Yoga können helfen, den Stress des Pflegealltags zu bewältigen. Auch körperliche Bewegung, wie regelmäßige Spaziergänge oder leichte Fitnessübungen, tragen zur mentalen und physischen Gesundheit bei.

- **Emotionale Unterstützung suchen:** Die Pflege eines Demenzkranken kann emotional belastend sein, besonders wenn der Zustand des Betroffenen sich verschlechtert. Es ist wichtig, über die eigenen Gefühle zu sprechen, sei es mit einem Therapeuten, in einer Selbsthilfegruppe oder mit engen Freunden. Auch die Unterstützung durch professionelle Pflegeberater kann dabei helfen, die emotionale Belastung zu bewältigen.

Umgang mit Schuldgefühlen und emotionalen Herausforderungen

Angehörige, die einen Demenzkranken pflegen, sehen sich oft mit Schuldgefühlen konfrontiert, besonders wenn sie das Gefühl haben, nicht genug zu tun oder sich überfordert zu fühlen. Es ist wichtig zu erkennen, dass Schuldgefühle ein natürlicher Teil dieses Prozesses sind, aber nicht unbeachtet bleiben sollten.

- **Realistische Erwartungen an sich selbst stellen:**
  Niemand ist perfekt, und die Pflege eines Demenzkranken ist eine herausfordernde Aufgabe. Angehörige sollten sich bewusst machen, dass sie ihr Bestes geben und dass es in Ordnung ist, auch eigene Bedürfnisse zu haben. Perfektion ist kein realistisches Ziel, und es ist wichtig, sich selbst gegenüber Mitgefühl zu zeigen.
- **Professionelle Hilfe annehmen:**
  Es ist keine Schwäche, professionelle Hilfe in Anspruch zu nehmen. Wenn die Pflege zu Hause zu belastend wird, können Tagespflege oder stationäre Pflegeoptionen in Erwägung gezogen werden, um den Betroffenen gut zu versorgen und

gleichzeitig die Belastung der Angehörigen
zu verringern.

- **Mit Trauer und Verlust umgehen:**
Der schleichende Verlust der Persönlichkeit
und Fähigkeiten des Demenzkranken kann
bei Angehörigen tiefe Trauer auslösen, auch
wenn der geliebte Mensch physisch noch
anwesend ist. Diese Art von Trauer, bekannt
als „verzögerte Trauer" oder
„unkonventionelle Trauer", kann sehr
schmerzhaft sein. Der Austausch mit
anderen Betroffenen oder die professionelle
Unterstützung durch Therapeuten kann
helfen, mit diesen Gefühlen umzugehen.

Langzeitpflege und sich verändernde Beziehungen

Im Laufe der Pflege verändert sich die Beziehung
zwischen dem Demenzkranken und seinen
Angehörigen. Oft fühlen sich pflegende
Angehörige, als ob sie die Rolle eines Elternteils für
den Betroffenen übernehmen, was das Verhältnis
auf eine neue Ebene bringt. Diese Veränderungen
können emotional belastend, aber auch
bereichernd sein.

- **Anpassung der Erwartungen:**
Die Dynamik in der Beziehung wird sich

zwangsläufig verändern, wenn der Demenzkranke zunehmend auf Hilfe angewiesen ist. Es ist wichtig, sich bewusst zu machen, dass der Demenzkranke trotz seiner Einschränkungen weiterhin emotionale Nähe und Zuneigung benötigt. Neue Formen der Interaktion und Kommunikation können helfen, die Beziehung trotz der veränderten Umstände aufrechtzuerhalten.

- **Den Menschen hinter der Krankheit sehen:**
  Trotz der fortschreitenden Symptome der Demenz ist es wichtig, den Menschen hinter der Krankheit nicht aus den Augen zu verlieren. Erinnerungen an gemeinsame Zeiten, Gespräche über die Vergangenheit und der Versuch, den Betroffenen in seine Welt einzubinden, können helfen, eine emotionale Verbindung aufrechtzuerhalten.
- **Die Beziehung neu definieren:**
  Mit der Zeit verändert sich die Rolle des Angehörigen von einem Unterstützer hin zu einem pflegenden Betreuer. Diese Veränderung kann schwierig sein, aber sie bietet auch die Möglichkeit, neue Wege des Beistands und der Nähe zu finden. Aktivitäten wie gemeinsames Musikhören,

Fotografieren oder das Anschauen von Erinnerungen können helfen, positive gemeinsame Erlebnisse zu schaffen.

Unterstützung von Fachkräften und externen Helfern

Pflegende Angehörige müssen nicht alles alleine bewältigen. Es gibt eine Vielzahl von Fachkräften und Unterstützungsangeboten, die den Pflegealltag erleichtern und sicherstellen, dass der Demenzkranke die bestmögliche Betreuung erhält.

- **Pflegedienste und Betreuungsangebote:** Ambulante Pflegedienste können regelmäßig nach Hause kommen, um den Demenzkranken bei der Körperpflege, der Medikamenteneinnahme oder der täglichen Betreuung zu unterstützen. Diese Dienste entlasten die Angehörigen und ermöglichen es ihnen, sich auf andere Aufgaben zu konzentrieren.
- **Therapeutische Angebote:** Ergotherapeuten, Musiktherapeuten oder Physiotherapeuten können helfen, die Lebensqualität des Demenzkranken zu verbessern und seine Fähigkeiten so lange wie möglich zu erhalten. Solche therapeutischen Angebote sind auch für

Angehörige wertvoll, da sie ihnen zeigen, wie sie den Betroffenen bestmöglich unterstützen können.

- **Rechtliche und finanzielle Beratung:** Es ist wichtig, sich über die rechtlichen und finanziellen Aspekte der Pflege im Klaren zu sein. Dies umfasst die Inanspruchnahme von Pflegeleistungen, staatlichen Zuschüssen und steuerlichen Entlastungen. Fachliche Beratung durch einen Pflegeberater oder einen Anwalt für Betreuungsrecht kann dabei helfen, die richtigen Entscheidungen zu treffen.

Zusammenhalt und soziale Unterstützung

Der emotionale und praktische Zusammenhalt innerhalb der Familie und des sozialen Netzwerks spielt eine wichtige Rolle in der Langzeitpflege. Angehörige sollten nicht zögern, Hilfe von Freunden, Nachbarn oder professionellen Diensten anzunehmen.

- **Netzwerk aufbauen:** Pflegende Angehörige sollten sich ein unterstützendes Netzwerk aufbauen, das ihnen bei Bedarf zur Seite steht. Dies kann aus Familienmitgliedern, Freunden, Nachbarn und professionellen Helfern bestehen, die bei der Pflege einspringen oder emotionalen Beistand leisten können.

- **Angehörige und Freunde einbeziehen:** Es ist wichtig, Freunde und andere Verwandte in die Pflege mit einzubeziehen. Sie können den Demenzkranken regelmäßig besuchen, für kurze Zeit die Pflege übernehmen oder den Angehörigen einfach emotional unterstützen. Ein starkes soziales Netzwerk kann den Pflegealltag erheblich erleichtern.

Zusammenfassung

Die Rolle der Angehörigen in der Langzeitpflege eines Demenzkranken ist von zentraler Bedeutung, erfordert jedoch viel Kraft, Geduld und Unterstützung. Durch eine klare Aufgabenverteilung, regelmäßige Selbstfürsorge und den Einsatz von professionellen Diensten können pflegende Angehörige sowohl ihre eigene Lebensqualität als auch die des Demenzkranken erhalten. Die Anpassung an sich verändernde Beziehungen und der Umgang mit emotionalen Herausforderungen sind ein natürlicher Teil des Pflegeprozesses, der durch Unterstützung und offene Kommunikation erleichtert werden kann.

Kapitel 18: Demenz und kulturelle Sensibilität in der Pflege

Die Pflege von Menschen mit Demenz ist nicht nur eine medizinische und emotionale Herausforderung, sondern auch eine Aufgabe, die kulturelle Sensibilität erfordert. Unterschiedliche Kulturen haben unterschiedliche Auffassungen über Alter, Krankheit, Familie und Pflegeverantwortung. Diese Unterschiede beeinflussen, wie Menschen mit Demenz und ihre Angehörigen mit der Krankheit umgehen, welche Erwartungen sie an die Pflege haben und welche Rituale oder Traditionen sie pflegen. In diesem Kapitel werden wir die Bedeutung der kulturellen Sensibilität in der Demenzpflege beleuchten und aufzeigen, wie Pflegekräfte und Angehörige einen einfühlsamen und respektvollen Umgang sicherstellen können.

Kulturelle Unterschiede im Umgang mit Demenz

Kulturelle Prägungen beeinflussen, wie Menschen eine Erkrankung wie Demenz wahrnehmen und darauf reagieren. Diese Unterschiede können sich in der Einstellung gegenüber der Krankheit, den Erwartungen an die Familie oder das Gesundheitssystem und der Art und Weise, wie der Demenzkranke betreut wird, widerspiegeln.

- **Stigmatisierung und Scham:**
  In einigen Kulturen wird Demenz mit
  Stigmatisierung und Scham verbunden. Die
  Krankheit wird möglicherweise als eine
  „Schwäche" oder als „Verlust des Geistes"
  angesehen, was dazu führen kann, dass
  Betroffene und ihre Familien die Diagnose
  nicht öffentlich machen wollen oder nur
  zögerlich professionelle Hilfe in Anspruch
  nehmen. Es ist wichtig, solche kulturellen
  Überzeugungen zu verstehen, um
  Unterstützung anzubieten, ohne Scham oder
  Schuldgefühle zu verstärken.
- **Rolle der Familie:**
  In vielen Kulturen wird erwartet, dass die
  Familie die Hauptverantwortung für die
  Pflege von älteren Familienmitgliedern
  übernimmt, insbesondere bei Demenz. Dies
  kann eine Herausforderung sein, wenn die
  Familie nicht ausreichend Unterstützung hat
  oder die Pflegeanforderungen zu hoch
  werden. In solchen Fällen kann es hilfreich
  sein, die Familie darüber aufzuklären, dass
  professionelle Pflege eine Ergänzung und
  Entlastung bieten kann, ohne die Rolle der
  Familie zu schmälern.
- **Kommunikation über die Diagnose:**
  In einigen Kulturen wird die offene

Kommunikation über eine Krankheit wie Demenz vermieden. Angehörige können es als unangebracht empfinden, dem Betroffenen direkt zu sagen, dass er an einer unheilbaren Krankheit leidet. Pflegekräfte und Fachleute sollten sich dieser kulturellen Sensibilität bewusst sein und die Familie respektvoll in den Entscheidungsprozess einbinden, wie und wann über die Diagnose gesprochen wird.

Kulturell angepasste Pflegeansätze

Die Pflege von Demenzkranken muss individuell an die kulturellen Bedürfnisse des Betroffenen und seiner Familie angepasst werden. Dies erfordert ein tieferes Verständnis der kulturellen Hintergründe und die Bereitschaft, Pflegepraktiken entsprechend anzupassen.

- **Verständnis der kulturellen Hintergründe:** Pflegekräfte sollten sich die Zeit nehmen, die kulturellen Werte und Traditionen des Demenzkranken und seiner Familie zu verstehen. Dies kann durch offene Gespräche mit der Familie oder durch Schulungen über kulturelle Sensibilität geschehen. Ein solches Verständnis hilft,

Missverständnisse zu vermeiden und eine vertrauensvolle Beziehung aufzubauen.

- **Rituale und Traditionen in den Pflegealltag integrieren:**
Viele Menschen mit Demenz finden Trost in vertrauten Ritualen und Traditionen, die sie ihr Leben lang gepflegt haben. Diese können religiöser, spiritueller oder kultureller Natur sein. Indem man solche Rituale in den Pflegealltag integriert, wie das gemeinsame Gebet, das Feiern von kulturellen Festen oder das Einhalten bestimmter Essgewohnheiten, kann man dem Demenzkranken ein Gefühl von Stabilität und Sicherheit geben.

- **Sprache und Kommunikation:**
Die Sprachbarriere kann in der Pflege von Demenzkranken aus unterschiedlichen Kulturen eine Herausforderung darstellen. Es ist wichtig, sicherzustellen, dass der Demenzkranke in seiner Muttersprache angesprochen wird, insbesondere wenn die kognitiven Fähigkeiten abnehmen. Wenn es nicht möglich ist, in der Muttersprache zu kommunizieren, können visuelle Hilfsmittel, nonverbale Kommunikation und einfühlsame Gesten eingesetzt werden, um das Verständnis zu erleichtern.

Ernährung und kulturelle Vorlieben

Essen spielt in vielen Kulturen eine zentrale Rolle, und die Ernährung von Demenzkranken sollte ihre kulturellen und religiösen Vorlieben respektieren. Oftmals sind vertraute Speisen nicht nur eine Frage des Geschmacks, sondern auch des emotionalen Wohlbefindens und der Identität.

- **Respekt vor religiösen und kulturellen Ernährungsvorschriften:**
  In vielen Kulturen gibt es religiöse oder kulturelle Vorschriften bezüglich der Ernährung, z. B. Halal- oder koschere Speisen, vegetarische oder vegane Diäten oder bestimmte Essensrituale. Diese Vorschriften sollten auch in der Pflege respektiert werden, um sicherzustellen, dass der Demenzkranke sich wohlfühlt und seine Bedürfnisse erfüllt werden.
- **Vertraute Speisen zur emotionalen Unterstützung:**
  Bekannte und vertraute Speisen können Demenzkranken helfen, sich an ihre Vergangenheit zu erinnern und sich in ihrer Umgebung sicherer zu fühlen. Pflegekräfte sollten darauf achten, kulturell vertraute Gerichte anzubieten, die dem

Demenzkranken gefallen und die leicht zu essen sind.

Kulturelle Sensibilität in Pflegeeinrichtungen

Pflegeeinrichtungen, die sich auf die Betreuung von Demenzkranken spezialisieren, sollten kulturelle Sensibilität in ihre Pflegepraxis integrieren. Dies trägt nicht nur zum Wohlbefinden der Bewohner bei, sondern stärkt auch das Vertrauen der Familien in die Pflegeeinrichtung.

- **Personal schulen:**
  Pflegekräfte und Mitarbeiter in Pflegeeinrichtungen sollten in kultureller Sensibilität geschult werden, um besser auf die Bedürfnisse von Menschen aus verschiedenen Kulturen eingehen zu können. Dies umfasst das Verständnis von kulturellen Traditionen, Ritualen und Kommunikationsstilen sowie die Bereitschaft, diese in die tägliche Pflege zu integrieren.
- **Kulturelle Vielfalt respektieren und fördern:**
  Eine Pflegeeinrichtung sollte die kulturelle Vielfalt ihrer Bewohner feiern und fördern. Dies kann durch spezielle Veranstaltungen, die Feier von kulturellen Festen oder die

Bereitstellung von Räumen für religiöse oder spirituelle Rituale geschehen.

- **Multikulturelles Personal einsetzen:**
  In einigen Fällen kann es hilfreich sein, Pflegekräfte aus dem gleichen kulturellen Hintergrund wie der Demenzkranke einzusetzen, um eine bessere Kommunikation und ein tieferes Verständnis zu gewährleisten. Wenn dies nicht möglich ist, sollte das Personal geschult sein, um mit kulturellen Unterschieden respektvoll und einfühlsam umzugehen.

Herausforderungen und Lösungen bei der Integration von Kultur in die Pflege

Die Integration von kultureller Sensibilität in die Pflege kann Herausforderungen mit sich bringen, insbesondere wenn Pflegekräfte und Familien unterschiedliche kulturelle Vorstellungen haben. Es ist wichtig, diese Herausforderungen offen und respektvoll anzugehen.

- **Kommunikation zwischen Pflegekräften und Familien:**
  Kulturelle Missverständnisse können entstehen, wenn Pflegekräfte und Familien unterschiedliche Erwartungen an die Pflege haben. Offene und respektvolle

Kommunikation ist der Schlüssel, um solche Missverständnisse zu klären und gemeinsam Lösungen zu finden, die den Bedürfnissen des Demenzkranken gerecht werden.

- **Kulturelle Unterschiede im Umgang mit Tod und Sterben:**
  In vielen Kulturen gibt es spezifische Rituale und Vorstellungen im Umgang mit dem Tod und Sterben. Diese Vorstellungen sollten respektiert und in die Pflege integriert werden, insbesondere wenn der Demenzkranke sich im Endstadium der Krankheit befindet. Familienangehörige sollten die Möglichkeit haben, nach ihren Traditionen und Überzeugungen Abschied zu nehmen.

Multikulturelle Selbsthilfegruppen und Netzwerke

Für Angehörige, die mit der Pflege eines Demenzkranken aus einer anderen Kultur konfrontiert sind, können multikulturelle Selbsthilfegruppen und Netzwerke eine wertvolle Unterstützung bieten. Diese Gruppen ermöglichen den Austausch von Erfahrungen und bieten emotionale Unterstützung.

- **Austausch mit Menschen ähnlicher kultureller Hintergründe:**
  Selbsthilfegruppen bieten die Möglichkeit, sich mit Menschen auszutauschen, die ähnliche kulturelle Erfahrungen machen und die Herausforderungen der Demenzpflege kennen. Solche Gruppen bieten nicht nur praktische Ratschläge, sondern auch emotionale Unterstützung und das Gefühl, mit den Herausforderungen nicht alleine zu sein.
- **Multikulturelle Netzwerke für Pflegekräfte:**
  Auch Pflegekräfte können von Netzwerken profitieren, die sich mit der Pflege von Menschen aus verschiedenen Kulturen beschäftigen. Solche Netzwerke bieten die Möglichkeit, sich weiterzubilden, Erfahrungen auszutauschen und neue Ansätze zu entwickeln, um die kulturellen Bedürfnisse von Demenzkranken besser zu erfüllen.

Zusammenfassung

Kulturelle Sensibilität spielt eine zentrale Rolle in der Pflege von Menschen mit Demenz. Indem Pflegekräfte und Angehörige die kulturellen Hintergründe des Demenzkranken respektieren und in die Pflege integrieren, kann das Wohlbefinden und die Lebensqualität des Betroffenen verbessert werden. Kulturell angepasste Pflegeansätze, die Integration von vertrauten Ritualen und Speisen sowie die Schulung des Pflegepersonals tragen dazu bei, eine respektvolle und einfühlsame Betreuung zu gewährleisten. Offene Kommunikation und das Verständnis für kulturelle Unterschiede sind entscheidend, um Missverständnisse zu vermeiden und die bestmögliche Pflege zu bieten.

Kapitel 19: Demenz im Endstadium: Palliativpflege und der Umgang mit dem Tod

Das Endstadium der Demenz ist eine schwierige und emotional belastende Phase für den Betroffenen und seine Angehörigen. In dieser Phase geht es weniger darum, die kognitiven Fähigkeiten zu fördern oder das Fortschreiten der Krankheit zu verlangsamen, sondern vielmehr darum, den Demenzkranken so komfortabel und würdevoll wie möglich zu begleiten. Die Palliativpflege spielt eine zentrale Rolle in der Betreuung am Lebensende, indem sie das physische, emotionale und spirituelle Wohl des Betroffenen in den Mittelpunkt stellt. In diesem Kapitel widmen wir uns den Herausforderungen und wichtigen Aspekten der Palliativpflege sowie dem Umgang mit dem nahenden Tod eines geliebten Menschen.

Was ist Palliativpflege?

Die Palliativpflege konzentriert sich auf die Linderung von Schmerzen und Beschwerden sowie auf die Unterstützung von emotionalem und spirituellem Wohlbefinden bei Menschen mit unheilbaren Krankheiten, wie der fortgeschrittenen Demenz. Ziel ist es, die Lebensqualität so hoch wie möglich zu halten, ohne dabei auf lebensverlängernde Maßnahmen zu setzen.

- **Symptomlinderung:**
  Die Palliativpflege zielt darauf ab, körperliche Symptome wie Schmerzen, Atemnot, Übelkeit oder Unruhe zu lindern. Dies erfolgt in enger Zusammenarbeit mit Ärzten und Pflegekräften, die auf Palliativmedizin spezialisiert sind. Medikamente, Schmerztherapien und spezielle Pflegetechniken werden eingesetzt, um das Wohlbefinden des Betroffenen sicherzustellen.
- **Emotionale und spirituelle Unterstützung:**
  Palliativpflege umfasst auch die emotionale und spirituelle Unterstützung sowohl des

Demenzkranken als auch seiner Angehörigen. Gespräche über das Sterben, die eigenen Wünsche für das Lebensende und die Möglichkeit, in Frieden Abschied zu nehmen, sind wichtige Bestandteile der Palliativbetreuung.

- **Individuelle Bedürfnisse berücksichtigen:** Jeder Mensch erlebt das Lebensende anders, und die Palliativpflege ist darauf ausgelegt, die individuellen Bedürfnisse und Wünsche des Betroffenen zu respektieren. Ob es um die Wahl der Schmerztherapie, die Pflege im häuslichen Umfeld oder spirituelle Rituale geht – die Palliativpflege orientiert sich an den Vorstellungen und Werten des Demenzkranken und seiner Familie.

Anzeichen des Endstadiums der Demenz

Im Endstadium der Demenz zeigen sich deutliche physische und kognitive Veränderungen, die auf das nahende Lebensende hindeuten. Es ist wichtig, diese Anzeichen zu erkennen, um angemessen reagieren und die Palliativpflege entsprechend anpassen zu können.

- **Verlust der Mobilität:** Der Demenzkranke verliert in der Regel die Fähigkeit, selbstständig zu gehen oder sich

im Bett zu bewegen. Er verbringt
zunehmend mehr Zeit im Liegen und kann
nur noch mit Hilfe gepflegt werden.

- **Schwierigkeiten bei der Nahrungsaufnahme:**
  Menschen im Endstadium der Demenz
  haben oft Probleme, zu essen und zu
  trinken. Der Appetit nimmt ab, und der
  Betroffene hat Schwierigkeiten beim Kauen
  und Schlucken. In dieser Phase geht es
  weniger darum, den Betroffenen mit
  Nahrung zu versorgen, sondern vielmehr
  darum, ihm den größtmöglichen Komfort zu
  bieten.
- **Kommunikationseinschränkungen:**
  Die Fähigkeit, zu sprechen oder auf
  gesprochene Worte zu reagieren, nimmt
  stark ab. Viele Demenzkranke können nicht
  mehr verbal kommunizieren und reagieren
  nur noch auf Berührungen, Mimik oder
  Klang. Es ist wichtig, weiterhin emotional
  präsent zu sein und die nonverbale
  Kommunikation zu nutzen, um dem
  Betroffenen Nähe und Trost zu vermitteln.
- **Erhöhte Schläfrigkeit:**
  Menschen im Endstadium der Demenz
  schlafen zunehmend und sind oft nur noch
  für kurze Zeit wach. Diese Schlafphasen

können als Zeichen dafür interpretiert werden, dass der Körper sich auf das Lebensende vorbereitet.

Entscheidungen am Lebensende: Patientenverfügung und Vorsorgevollmacht

Im Endstadium der Demenz ist es wichtig, dass die Wünsche des Betroffenen bezüglich seiner Pflege und medizinischen Versorgung klar definiert sind. In vielen Fällen ist der Demenzkranke nicht mehr in der Lage, Entscheidungen für sich selbst zu treffen, weshalb eine frühzeitige Vorsorge entscheidend ist.

- **Patientenverfügung:**
  Eine Patientenverfügung legt fest, welche medizinischen Maßnahmen am Lebensende gewünscht oder abgelehnt werden. Dazu gehören Entscheidungen über lebensverlängernde Maßnahmen wie künstliche Ernährung oder Beatmung. Die Patientenverfügung sollte respektiert und bei Bedarf mit den behandelnden Ärzten und Pflegekräften besprochen werden, um sicherzustellen, dass der Wille des Betroffenen eingehalten wird.
- **Vorsorgevollmacht:**
  Wenn der Demenzkranke keine eigenen Entscheidungen mehr treffen kann,

übernimmt die Person mit der Vorsorgevollmacht die Verantwortung. Diese Person sollte in engem Kontakt mit den Pflegekräften und Ärzten stehen, um sicherzustellen, dass alle Entscheidungen im Sinne des Betroffenen getroffen werden.

Körperliche Pflege im Endstadium

Im Endstadium der Demenz wird die Pflege immer intensiver und erfordert spezielle Techniken, um den Komfort des Demenzkranken zu gewährleisten. Dies schließt die Linderung körperlicher Beschwerden, die Körperpflege und die Vermeidung von Schmerzen ein.

- **Schmerzmanagement:**
  Schmerzen sollten im Endstadium der Demenz so weit wie möglich gelindert werden. Dies kann durch Schmerzmittel, spezielle Lagerungstechniken und sanfte Pflege geschehen. Es ist wichtig, regelmäßig mit den behandelnden Ärzten zu sprechen, um sicherzustellen, dass der Demenzkranke keine unnötigen Schmerzen erleidet.
- **Pflege von Bettlägerigen:**
  Menschen im Endstadium der Demenz

verbringen die meiste Zeit im Bett. Um
Druckgeschwüre zu vermeiden und den
Komfort zu erhöhen, ist es wichtig, den
Betroffenen regelmäßig zu lagern und seine
Haut sorgfältig zu pflegen. Weiche Matratzen
oder spezielle Lagerungshilfen können
ebenfalls dazu beitragen, das Wohlbefinden
zu steigern.

- **Hygiene und Körperpflege:**
Die Körperpflege sollte sanft und respektvoll
durchgeführt werden, um den Betroffenen
nicht unnötig zu belasten. Regelmäßiges
Waschen, das Wechseln von Kleidung und
Bettwäsche sowie die Mundpflege tragen
dazu bei, dass sich der Demenzkranke
wohlfühlt.

Emotionale Begleitung und Abschied

Das Lebensende eines geliebten Menschen ist eine
schwierige Zeit, die von intensiven Emotionen
geprägt ist. Für Angehörige ist es wichtig, sowohl
sich selbst als auch dem Demenzkranken die
nötige emotionale Unterstützung zu bieten.

- **Anwesenheit und Nähe:**
Auch wenn der Demenzkranke im
Endstadium nicht mehr verbal
kommunizieren kann, ist es wichtig, ihm das

Gefühl von Nähe und Geborgenheit zu vermitteln. Halten Sie seine Hand, sprechen Sie sanft mit ihm oder spielen Sie beruhigende Musik. Diese kleinen Gesten können Trost spenden und dem Demenzkranken das Gefühl geben, dass er nicht allein ist.

- **Spirituelle Begleitung:**
In vielen Kulturen spielt die spirituelle oder religiöse Begleitung am Lebensende eine wichtige Rolle. Gebete, Rituale oder spirituelle Gespräche können sowohl dem Demenzkranken als auch den Angehörigen helfen, Frieden zu finden und den Abschied zu erleichtern. Es ist wichtig, die spirituellen Wünsche des Betroffenen zu respektieren und gegebenenfalls religiöse Begleiter oder Seelsorger hinzuzuziehen.

- **Abschiedsrituale:**
Abschiedsrituale sind für viele Menschen ein wichtiger Teil des Trauerprozesses. Sie bieten die Möglichkeit, den geliebten Menschen auf respektvolle Weise zu verabschieden und die Trauer zu verarbeiten. Dies kann in Form von religiösen Zeremonien, persönlichen Abschiedsbriefen oder dem gemeinsamen Erinnern an schöne Momente geschehen.

Trauer und Unterstützung für Angehörige

Der Verlust eines geliebten Menschen hinterlässt eine tiefe Lücke, und es ist wichtig, dass Angehörige die nötige Unterstützung erhalten, um mit ihrer Trauer umzugehen. Trauer ist ein individueller Prozess, der Zeit und Raum erfordert.

- **Trauerbegleitung:**
  Professionelle Trauerbegleiter oder Therapeuten können eine wertvolle Unterstützung bieten, um den Trauerprozess zu verarbeiten. Der Austausch in Trauergruppen oder Selbsthilfegruppen kann ebenfalls helfen, mit den intensiven Gefühlen umzugehen und das Gefühl zu bekommen, nicht allein zu sein.
- **Selbstfürsorge nach dem Verlust:**
  Nach dem Verlust eines Demenzkranken ist es für die Angehörigen wichtig, sich Zeit für ihre eigene Erholung zu nehmen. Dies kann bedeuten, bewusst Pausen einzulegen, sich in Hobbys oder Aktivitäten zu vertiefen, die Freude bereiten, und die eigene emotionale und physische Gesundheit zu pflegen.
- **Gemeinsames Erinnern:**
  Das gemeinsame Erinnern an den

Verstorbenen kann ein wertvoller Teil des Trauerprozesses sein. Durch das Teilen von Geschichten, das Anschauen von Fotos oder das Anlegen eines Erinnerungsalbums können Angehörige den geliebten Menschen in Ehren halten und eine positive Verbindung zu seiner Erinnerung bewahren.

Zusammenfassung

Das Endstadium der Demenz ist eine schwierige Phase, in der die Palliativpflege und die emotionale Begleitung des Betroffenen im Vordergrund stehen. Ziel ist es, dem Demenzkranken ein würdevolles und schmerzfreies Lebensende zu ermöglichen und gleichzeitig den Angehörigen die nötige Unterstützung zu bieten, um mit dem bevorstehenden Verlust umzugehen. Durch respektvolle Pflege, Schmerzmanagement und emotionale Nähe können sowohl der Betroffene als auch seine Familie in Frieden Abschied nehmen.

Kapitel 20: Nach dem Tod: Trauerbewältigung und Weitergehen

Der Tod eines geliebten Menschen ist eine der schmerzhaftesten Erfahrungen im Leben, und die

Trauer, die nach dem Verlust eines Demenzkranken folgt, ist oft besonders intensiv. Angehörige, die den Betroffenen lange Zeit gepflegt haben, durchleben nicht nur den Trauerprozess, sondern müssen auch die emotionalen, körperlichen und praktischen Auswirkungen der Pflegezeit verarbeiten. Dieses Kapitel widmet sich der Trauerbewältigung nach dem Tod eines Demenzkranken und gibt Einblicke, wie man mit dem Verlust umgehen und wieder ins Leben zurückfinden kann.

Der Trauerprozess: Phasen und Herausforderungen

Trauer ist ein natürlicher und notwendiger Prozess, der Zeit und Raum braucht. Jeder Mensch trauert anders, und es gibt keine „richtige" oder „falsche" Art zu trauern. Dennoch gibt es typische Phasen, die viele Menschen nach einem Verlust durchlaufen.

- **Schock und Verleugnung:**
  In den ersten Tagen oder Wochen nach dem Verlust empfinden viele Menschen einen Zustand des Schocks oder der Verleugnung. Es fällt schwer, den Tod des geliebten Menschen zu akzeptieren, und der Schmerz

kann so überwältigend sein, dass man sich emotional taub fühlt.

- **Schmerz und Schuldgefühle:**
Sobald der Schock nachlässt, setzen häufig intensive Gefühle von Trauer, Schmerz und manchmal auch Schuldgefühlen ein. Angehörige, die lange für einen Demenzkranken gesorgt haben, fragen sich möglicherweise, ob sie genug getan haben oder ob sie in bestimmten Momenten versagt haben. Es ist wichtig zu erkennen, dass solche Gefühle normal sind und Teil des Trauerprozesses sind.

- **Wut und Frustration:**
Wut ist eine häufige emotionale Reaktion auf den Verlust eines geliebten Menschen. Sie kann sich gegen die Krankheit, gegen das Schicksal oder sogar gegen den Verstorbenen selbst richten. Es ist wichtig, sich selbst zu erlauben, diese Gefühle zu spüren, ohne sich dafür zu verurteilen.

- **Akzeptanz und Anpassung:**
Mit der Zeit beginnen viele Menschen, den Tod zu akzeptieren und sich an das Leben ohne den geliebten Menschen anzupassen. Das bedeutet nicht, dass der Schmerz verschwindet, aber er wird weniger

überwältigend, und es wird möglich, wieder Freude und Sinn im Leben zu finden.

Umgang mit der Trauer

Trauer ist ein individueller Prozess, und es gibt keine festen Regeln, wie man mit dem Verlust umgehen sollte. Dennoch gibt es Strategien und Unterstützungsmöglichkeiten, die helfen können, den Schmerz zu verarbeiten und den Weg zurück ins Leben zu finden.

- **Sich Zeit nehmen:**
  Es ist wichtig, sich selbst die nötige Zeit zu geben, um den Verlust zu verarbeiten. Trauer ist kein linearer Prozess, und es gibt keine festgelegte Dauer, wie lange man trauern sollte. Jeder Mensch braucht seine eigene Zeit, um den Verlust zu akzeptieren und zu heilen.
- **Emotionen zulassen:**
  Trauer bringt eine Vielzahl von

  Emotionen mit sich, von tiefer Traurigkeit bis hin zu Wut, Frustration und sogar Erleichterung. Es ist wichtig, all diese Gefühle zuzulassen, anstatt sie zu unterdrücken. Das Ausdrücken von Emotionen, sei es durch Weinen, Gespräche

oder Schreiben, hilft, den Schmerz zu
verarbeiten.

- **Unterstützung suchen:**
  Der Austausch mit anderen Menschen, die
  einen ähnlichen Verlust erlebt haben, kann
  eine große Hilfe sein. Selbsthilfegruppen,
  Trauerbegleiter oder Freunde und Familie
  können emotionale Unterstützung bieten und
  dabei helfen, die Einsamkeit in der Trauer zu
  lindern.
- **Erinnerungen bewahren:**
  Das Schaffen von Erinnerungen an den
  Verstorbenen kann ein wichtiger Teil des
  Trauerprozesses sein. Dies kann durch das
  Erstellen eines Erinnerungsalbums, das
  Aufbewahren von besonderen
  Gegenständen oder das regelmäßige
  Gedenken an den Verstorbenen geschehen.

Umgang mit Schuldgefühlen und Erleichterung

Es ist nicht ungewöhnlich, dass pflegende
Angehörige nach dem Tod eines Demenzkranken
widersprüchliche Gefühle empfinden, einschließlich

Schuldgefühlen und sogar Erleichterung. Diese Gefühle können verwirrend sein, sind aber ein normaler Teil des Trauerprozesses.

- **Schuldgefühle akzeptieren:**
  Viele Angehörige haben das Gefühl, nicht genug getan zu haben oder dass sie Fehler in der Pflege gemacht haben. Es ist wichtig, sich daran zu erinnern, dass die Pflege eines Demenzkranken eine enorme Herausforderung ist und dass jeder Mensch sein Bestes gibt. Perfektion ist in solchen Situationen unmöglich, und es ist wichtig, sich selbst zu vergeben.
- **Erleichterung als normal empfinden:**
  Nach einer langen Pflegephase kann der Tod des Betroffenen auch ein Gefühl der Erleichterung auslösen, besonders wenn der Demenzkranke in den letzten Lebensmonaten stark gelitten hat. Es ist wichtig, diese Gefühle nicht zu verdrängen oder sich dafür zu schämen. Erleichterung bedeutet nicht, dass man den Verstorbenen nicht geliebt hat – es zeigt lediglich, dass die Pflege und der damit verbundene Stress eine große Belastung waren.

Praktische Herausforderungen nach dem Tod

Nach dem Tod eines geliebten Menschen stehen die Angehörigen nicht nur vor emotionalen, sondern auch vor praktischen Herausforderungen. Es gibt viele administrative und organisatorische Aufgaben, die nach einem Todesfall erledigt werden müssen.

- **Organisatorische Aufgaben:**
  Zu den organisatorischen Aufgaben gehören die Planung der Beerdigung oder Gedenkfeier, das Erledigen von Formalitäten bei Behörden und Versicherungen sowie die Abwicklung des Nachlasses. Es kann hilfreich sein, sich Unterstützung von Freunden, Familienmitgliedern oder einem Bestatter zu holen, um diese Aufgaben zu bewältigen.
- **Aufräumen und Loslassen:**
  Das Aufräumen des Zuhauses und der persönlichen Gegenstände des Verstorbenen kann eine emotionale Herausforderung sein. Es ist wichtig, dies in einem Tempo zu tun, das sich richtig anfühlt. Manche Menschen möchten sofort aufräumen, während andere länger warten, bevor sie sich dieser Aufgabe stellen. Beides ist in Ordnung – es gibt keinen „richtigen" Zeitpunkt.

- **Rechtliche und finanzielle Angelegenheiten:**
  Neben der Trauer müssen sich Angehörige auch um rechtliche und finanzielle Angelegenheiten kümmern. Dazu gehört die Abwicklung des Testaments, die Klärung von Versicherungsansprüchen und die Regelung von Bankangelegenheiten. In vielen Fällen kann es hilfreich sein, einen Anwalt oder Notar hinzuzuziehen, um sicherzustellen, dass alle rechtlichen Aspekte korrekt abgewickelt werden.

Neue Wege finden: Weitergehen ohne den geliebten Menschen

Der Verlust eines geliebten Menschen hinterlässt eine Lücke, die nie vollständig geschlossen werden kann. Doch mit der Zeit ist es möglich, einen Weg zu finden, ohne den Verstorbenen weiterzuleben und neue Freude und Erfüllung zu finden.

- **Rituale des Gedenkens:**
  Das regelmäßige Gedenken an den Verstorbenen kann ein wichtiger Teil des Heilungsprozesses sein. Dies kann durch persönliche Rituale, das Feiern von Jahrestagen oder das Schaffen von Erinnerungsorten geschehen. Solche Rituale

geben dem Verstorbenen weiterhin einen Platz im Leben der Hinterbliebenen.

- **Sich wieder mit dem Leben verbinden:** Nach einer intensiven Pflegephase kann es schwierig sein, sich wieder mit dem eigenen Leben und sozialen Aktivitäten zu verbinden. Es ist wichtig, sich Zeit zu nehmen und langsam wieder in den Alltag zurückzufinden. Neue Hobbys, Reisen oder das Erlernen neuer Fähigkeiten können helfen, neue Freude und Sinn zu finden.
- **Freude und Schuldgefühle:** Viele Menschen fühlen sich schuldig, wenn sie nach dem Tod eines geliebten Menschen wieder Freude empfinden. Es ist jedoch wichtig zu verstehen, dass das Leben weitergeht und es in Ordnung ist, wieder Freude zu verspüren. Der Verstorbene wird immer Teil des Lebens bleiben, aber es ist auch wichtig, Raum für neue Erfahrungen und positive Gefühle zu schaffen.

Unterstützung durch Trauerbegleitung und Selbsthilfe

Für viele Menschen ist die Trauer eine überwältigende Erfahrung, bei der sie professionelle Unterstützung benötigen. Trauerbegleiter oder Selbsthilfegruppen können eine wertvolle Ressource sein, um den Trauerprozess zu bewältigen.

- **Trauerbegleitung:**
  Trauerbegleiter sind darauf spezialisiert, Menschen in der Zeit nach einem Verlust zu unterstützen. Sie bieten einen sicheren Raum, um über den Schmerz zu sprechen, und helfen dabei, die Emotionen zu verarbeiten, die mit dem Verlust verbunden sind.
- **Selbsthilfegruppen:**
  In Selbsthilfegruppen können Trauernde ihre Erfahrungen mit anderen teilen, die einen ähnlichen Verlust erlebt haben. Der Austausch mit anderen kann Trost spenden und das Gefühl der Einsamkeit verringern.
- **Professionelle Therapie:**
  In einigen Fällen kann es notwendig sein, eine professionelle Therapie in Anspruch zu nehmen, insbesondere wenn die Trauer überwältigend wird oder das Gefühl besteht, im Trauerprozess stecken zu bleiben. Ein Therapeut kann dabei helfen, tieferliegende emotionale Blockaden zu lösen und neue Wege zur Heilung zu finden.

Zusammenfassung

Der Tod eines Demenzkranken markiert das Ende eines herausfordernden, oft schmerzhaften Pflegeprozesses, bringt aber auch eine tiefe Trauer mit sich. Es ist wichtig, sich Zeit für die Trauerbewältigung zu nehmen und Unterstützung zu suchen, sei es durch Freunde, Familie oder professionelle Hilfe. Der Weg zurück ins Leben nach dem Verlust mag schwer sein, aber mit der Zeit ist es möglich, neue Freude und Sinn zu finden, während der Verstorbene in liebevoller Erinnerung bleibt.